乳腺细胞病理学
Breast Cytopathology

乳腺细胞病理学
Breast Cytopathology

原　著：Syed Z. Ali
　　　　Anil V. Parwani
主　译：王　鹏
　　　　刘冬戈
审　阅：余小蒙

北京大学医学出版社

RUXIAN XIBAO BINGLIXUE

图书在版编目（CIP）数据

乳腺细胞病理学/（美）阿里（Ali，S.Z.）原著；王鹏，刘冬戈译. —北京：北京大学医学出版社，2013.10
书名原文：Breast Cytopathology
ISBN 978-7-5659-0414-1

Ⅰ.①乳… Ⅱ.①阿… ②王… ③刘… Ⅲ.①乳房疾病—细胞学—病理学 Ⅳ.①R655.802

中国版本图书馆CIP数据核字（2012）第133701号

北京市版权局著作权合同登记号：01-2011-6091
Translation from the English language edition：
Breast Cytopathology
by Syed Z. Ali and Anil V. Parwani
© 2007 Springer Science+Business Media, LLC
All Rights Reserved

This translation is published by arrangement with Springer-Verlag GmbH.This book may not be sold outside the People's Republic of China.
Simplified Chinese translation Copyright © 2012 by Peking University Medical Press.

乳腺细胞病理学

主　　译：王　鹏　刘冬戈
出版发行：北京大学医学出版社（电话：010-82802230）
地　　址：（100191）北京市海淀区学院路38号　北京大学医学部院内
网　　址：http://www.pumpress.com.cn
E-mail：booksale@bjmu.edu.cn
印　　刷：北京圣彩虹制版印刷技术有限公司
经　　销：新华书店
责任编辑：陈　奋　　责任校对：金彤文　　责任印制：张京生
开　　本：889mm×1194mm　1/32　印张：6　字数：149千字
版　　次：2013年10月第1版　2013年10月第1次印刷
书　　号：ISBN 978-7-5659-0414-1
定　　价：69.00元
版权所有，违者必究
（凡属质量问题请与本社发行部联系退换）

审阅：

余小蒙　　首都医科大学附属北京友谊医院病理科

主译：

王　鹏　　首都医科大学附属北京地坛医院病理科

刘冬戈　　卫生部北京医院病理科

译者团队（按照姓氏汉语拼音排列）：

陈　岚　　卫生部北京医院病理科

杜　俊　　卫生部北京医院病理科

何淑蓉　　卫生部北京医院病理科

刘冬戈　　卫生部北京医院病理科

孙　磊　　首都医科大学附属北京地坛医院病理科

王　鹏　　首都医科大学附属北京地坛医院病理科

张　伟　　卫生部北京医院病理科

张丽燕　　首都医科大学附属北京友谊医院神经内科

周新刚　　首都医科大学附属北京地坛医院病理科

译校秘书：

蔡　超　　首都医科大学附属北京地坛医院科教处

滕晓英　　首都医科大学附属北京地坛医院病理科

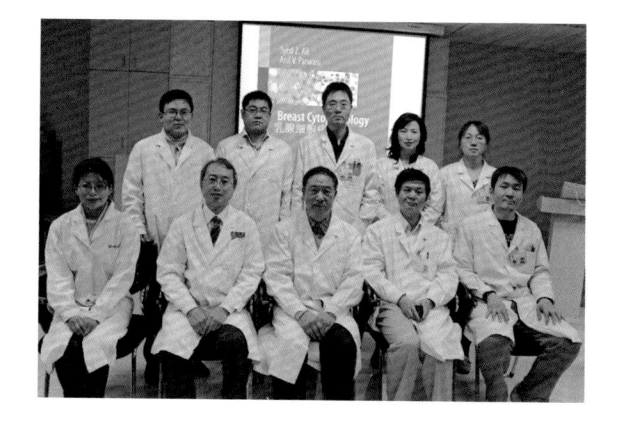

作者简介

Syed Z. Ali 斯伊迪·阿里 医学博士

1984 年 毕 业 于 巴 基 斯 坦 Rawalpindi Medical College（Pakistan），并在卡拉奇旁遮普省总医院工作。1990 年在美国 North Shore University Hospital 完 成 住 院 医 师 训 练；1994 年 和 1995 年 分 别 在 纽 约 的 Memorial Sloan-Kettering Cancer Center 和 John-Hopkins 大学医院完成专科训练。现任 John-Hopkins 大学医院病理学系教授、细胞学部主任，兼任放射学系教授。

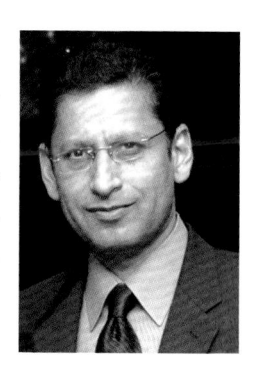

Anil V. Parwani 安尼尔·帕瓦尼 医学/理学博士

出生于巴基斯坦，在美国完成大学及医学院科目。先后在 Ohio State University 和 Case Western Reserve University 获得理学博士和医学博士学位，并在 John-Hopkins 大学医院完成解剖病理学专科训练，师从 Jonathan Epstein 教授，主攻泌尿病理学。现为 The University of Pittsburgh 医院病理学系副教授，任职于 Shadyside 医院，兼任医学信息学部主任。

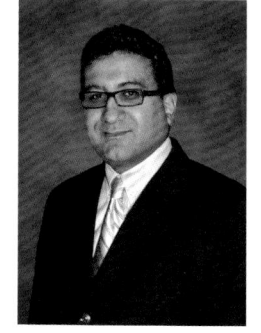

特别致谢：

献给我的父母 Gul Bano 和 Mazhar Ali
——Syed Z. Ali
献给我的家人，Namrata、Simran、Varun 和 Sanam
——Anil V. Parwani

作者们希望对本书做出重要贡献的下列人士表示衷心的感谢：

Maureen F. Zakowski 医学博士
Memorial Sloan-Kettering Cancer Center，病理科出诊医生
美国纽约，10021

Edi Brogi 医学 / 理学博士
Memorial Sloan-Kettering Cancer Center，病理科助理出诊医生
美国纽约，10021

中文版序

　　由王鹏博士主译的《乳腺细胞病理学》一书即将出版。主要原著者为中国细胞病理学界的老朋友——著名细胞病理学家 Seyd Z. Ali 教授（美国 John-Hopkins 医院病理科细胞学部主任），他与 Anil V. Parwanni 教授（UPMC Shadyside 医院病理科）共同担任了本书主编。这本书是自美国国立癌症研究所（NCI）于 1996 年 9 月在 Bethesda 城通过的《乳腺针吸活检统一路径》（The uniform approach to breast fine needle aspiration biopsy）发表以来，最新出版的乳腺细胞病理学专著。与以往有关乳腺细胞的病理学专著相比，本书内容新颖，以当代 WHO 乳腺组织病理学分类为基础，对临床常见的乳腺疾病细胞学特点进行了详尽的分类描述。本书不是长篇大论式的教科书，在内容编写上突出了简明扼要的特点，采用列表式及条目式对常见乳腺疾病的临床特征、细胞形态学特征、诊断误区及鉴别诊断进行描述的笔法，结合相应的显微照片(图像共 146 张)，更有利于病理医生在阅片时快速查阅参考。因此可以说，本书是为学习和从事乳腺细胞病理学检查工作的病理医师准备的一本方便、实用的工具书。以下谈谈我在阅读本书后的初步体会。

一、乳腺 FNA 检查的工作方式

　　在本书第一章引言和技术特点部分首先探讨了细针对吸取细胞学（FNA）的工作方式，强调了在乳腺细胞病理学检查工作中，单纯依赖细胞形态学的特点是不足的，而结合临床（包括触诊）、影像学所见，实现"三位一体"的分析思路，及时与临床沟通，对病理医生做出准确诊断是非常有益的。结合我个人的体会，作为病理诊断医生亲自触诊乳腺肿块，为患者做针吸标本取样，不仅能够获得患者的第一手临床资料，还能够亲自体验穿刺针刺入病变部位的感觉，通过阳性针感（即"沙砾感"或"突破感"）来判断乳腺肿瘤特别是乳腺癌，阴性针感（即"刺入硬胶皮"中的柔韧感）来判断乳腺良性增生性病变都具有很大的帮助。对于提高确诊乳腺癌的信心，降低"灰区"诊断也会有很大的帮助。对于不能触及的乳腺小结节，通过乳腺 X 线（钼靶）影像准确定位穿刺对于防止乳腺癌漏诊的意义重大。

二、标本满意度

标本满意度主要反映在涂片内细胞数量的多少，直接关系到针吸细胞学诊断的准确率。特别是在乳腺癌检查中，由于标本量不足是造成乳腺癌的假阴性结果的主要原因之一，为此，本书对标本满意度的评估标准极为重视，这里结合其他文献特做一些补充。

1．满意标本

（1）以两张涂片上分布有不少于 6 团的上皮细胞作为标准（每团不少于 15 个细胞）。

（2）应当见到 10 个或更多的肌上皮细胞（10 个连续显微镜物镜 20×10 中倍视野）。

2．不满意标本

（1）细胞量不足：上皮细胞少于 6 团。

（2）空气干燥和人工变形。

（3）血及炎性成分干扰。

（4）其他。

3.对涂片中细胞数量的评估

（1）少量：偶见上皮细胞，细胞团不少于 6 团（两张涂片）。

（2）中等量：易见上皮细胞或细胞团。

（3）多量：几乎每个视野均见上皮细胞或细胞团。

虽然以上标准得到认可，但对乳腺纤维腺病所形成的肿块做针吸取样时，只提插穿刺针 3 ～ 5 次很难获得足够的细胞数量（6团），甚至无细胞（Koss 2005），在非常小的病变尤其如此（Pennes et al.，1990）。

我们认为在穿刺针能够进入乳腺组织的前提下，通常应至少经过提插针 10 次左右取样，通常应当比较容易见到导管上皮细胞团，其数量能够超过 6 团（注：老年妇女乳腺组织萎缩者除外）。但对于纤维腺病、富于纤维结缔组织的癌穿刺取样时，应当经过加大提插针力度及幅度，增加提插针次数至 20 余次，一般均能够获得足够的细胞数量提供涂片诊断。值得注意的是，为了细胞块及现代实验技术研究的应用需要获取更多的标本，因此提插针次数还需要适当增加。总之，穿刺技术及经验对于标本满意度的影响是第一位的，必须注重这个环节。

三、乳腺 FNA 检查的诊断术语及形态学特点

本书所使用的乳腺 FNA 检查的报告的术语范围是依据 1996 年 Bethesda 通过的美国国立癌症研究所（NCI）在《乳腺针吸活检统一路径》中制定的"良性"、"非典型 / 意义未定"、"可疑恶性"、"恶性"四个级别及"不满意标本"的相关内容。所涉及的乳腺肿瘤及非肿瘤疾病种类很多，形态学变化包罗万象。因此在阅读本书时，应侧重对乳腺导管上皮病变（特别是乳腺癌）这个中心，主要依据：①导管上皮细胞分化程度（即细胞的异型性）；②导管上皮细胞排列方式（即细胞的黏聚性及排列特点）；③肌上皮细胞数量。从这三个基本要素出发来分析理解书中关于乳腺导管上皮病变的形态学特点的内容，现结合我本人的体会，按照上

述四个级别总结归纳如下。

1．良性

定义：乳腺良性病变是指病变的性质为良性，并且针吸涂片中的细胞无非典型性变化。

范围：通常指无非典型性变化的乳腺增生症、乳腺囊肿病、纤维腺瘤、与妊娠相关的变化、或治疗引起的变化，也包括乳腺炎、脂肪坏死，及其他良性肿瘤和良性病变。

细胞学特点：

（1）导管上皮细胞数量较少，但偶尔增多。

（2）导管上皮细胞分化良好；通常核直径约为红细胞的1.5倍或淋巴细胞的2倍（10～12μm），核无异型性，染色质（细而均匀）及核仁无异常变化，偶见核分裂。

（3）导管上皮细胞黏聚性好。排列以规则平铺的单层蜂窝样片状、小腺泡状、枝杈状结构为主，有时可见乳头状、鹿角状、珊瑚状、手指状结构。团片较大，其周边钝圆整齐，周围一般无松解离散的上皮细胞。

（4）肌上皮细胞数量多，位于导管上皮细胞团片内、周边及周围。

（5）大汗腺化生细胞及组织细胞常见。

（6）有时可见到由较疏松而红染的间质成分构成的团片，团片周边多钝圆而光滑（多见于纤维腺瘤），很少出现毛刺状锐角。

2．非典型性–意义未定

定义：非典型性–意义未定，是指针吸涂片中见到的导管上皮细胞具有轻度非典型性变化，但不具备怀疑恶性细胞的形态特点，细胞学所见不宜做出明确诊断。在细胞病理学报告时，应当联系临床和乳腺X线影像特点（即"三位一体"诊断方式），尽量减少使用这一术语，防止滥用。此报告做出时应提示密切观察或手术活检。

范围：通常指伴有导管上皮细胞轻度非典型性变化的增生性乳腺病、乳头状瘤、纤维腺瘤、男性乳腺发育症、激素类药物引起的变化、放射状瘢痕、柱状细胞变化（盲管腺病）、小叶非典型增生等在组织病理学仍旧归为良性病变范畴。值得警惕的是，一些分化好的小叶癌、小管癌和筛状癌由于细胞异型性不明显，也有可能被细胞学误认为是非典型性病变。

细胞学特点：

（1）导管上皮细胞数量轻度增多或明显增多。

（2）导管上皮细胞分化轻度异常，通常核增大，约为正常导管上皮细胞核直径的 1.5 倍(15μm 左右，但偶尔更大)，核膜规则，核轻度异型性，染色质轻度增多变粗，可见小核仁，偶见规则核分裂。

（3）导管上皮细胞黏聚性好。排列由规则平铺团片或良性排列结构向拥挤重叠片块过渡；片块较大，多为单层，复层结构较少。有时可见筛状结构、裂缝样腔隙或管腔。片块周边尚整齐，周围偶见少量异型性不明显的离散上皮细胞。

（4）肌上皮细胞数量减少。

（5）大汗腺化生细胞及组织细胞较常见。

（6）疏松淡（红色）染的间质成分构成的团片有时可见，团片周边多钝圆而光滑，很少出现毛刺状锐角凸起。

通常"非典型性 – 意义未定"与"可疑恶性"被认为是细胞学诊断中的一个"灰区"或"不确定的诊断"。因为从病变中吸取的细胞学标本分析不能准确地反映组织学表现。

3．可疑恶性（癌）

定义：可疑恶性病变是指针吸涂片中见到的上皮细胞具有明显非典型性变化，并具有恶性细胞的一些形态特点，但诊断癌的证据不足。在细胞病理学报告时，提示不能排除为癌（分化好的癌）或临界性病变，应手术活检或术中冰冻。

范围：主要见于分化好的原位癌及浸润癌。通常为乳头状癌、小叶癌、小管癌、筛状癌。也见于细胞的中至重度导管上皮非典型增生，与癌鉴别困难时。偶见于涂片中癌细胞量过少或由于细胞变性等原因造成形态结构不清的情况。

细胞学特点：

（1）导管上皮细胞数量明显增多，偶尔较少。

（2）导管上皮细胞分化呈轻至中度异型性，通常核增大相当于"非典型性 – 意义未定"的变化或更明显，核直径在正常导管上皮细胞核直径的 2 倍以内（20μm），核轻至中度异型性，染色质轻至中度增多变粗，可见小核仁、核分裂很少。核浆比升高。胞浆增多。

（3）导管上皮细胞黏聚性尚可。排列以拥挤重叠片块为主。片块一般较大，但有时较小；多为三维立体结构，单层团片较少；可见筛状及乳头状结构。片块周边常有毛刺样突起，周围可见少量松解离散的上皮细胞，异型性较小。

（4）坏死及细胞碎屑缺乏。

（5）肌上皮细胞、大汗腺化生细胞及组织细胞偶见。

（6）硬化间质构成的团片有时可见，团片中纤维结缔组织较致密，染色偏深。团片周边呈现出毛刺状突起。

4．恶性（癌）

定义：涂片中见有足够诊断依据的恶性肿瘤（癌）细胞。如果可能，应提示癌的类型及核的级别。根据诊断医生的经验，许多病例可以不经过活检直接实施根治手术。但对于诊断经验不足的医生或认为存在假阳性风险时，应建议术中冰冻或活检。

范围：主要见于能够明确诊断的各类乳腺癌。

细胞学特点：

（1）导管上皮细胞数量明显增多，但偶尔数量较少。

（2）导管上皮细胞分化呈明显异型性。核直径超过正常导管上皮细胞核直径的 2 ～ 3 倍（一般大于 20μm，但少数癌，如小叶癌和小管癌的核直径可能小于 20μm）；核中至重度异型性，染色质明显增多变粗，常可见明显核仁及不规则核分裂。核浆比明显升高，可呈裸核状。胞浆丰富常呈三角形，有时见胞浆内空腔或黏液空泡，核常呈偏位状。

（3）导管上皮细胞黏聚性较差。排列以拥挤重叠的片块为主。片块一般较小，但有时较大；多为三维立体结构或两维片状；片块周边常有毛刺样或蟹足样突起。可出现筛状、腺管样或菊形团样、单行列兵样、条索样、牛角样及彩球样特殊结构。片块周围常见较多松解离散明显异型的上皮细胞。偶然异型上皮细胞完全呈弥散分布。

（4）坏死及细胞碎屑可见或缺乏。

（5）成片致密的硬化性纤维间质有时可见，其边缘也为毛刺样或蟹足样突起，并可与异型上皮细胞紧密相连，这一形态特征常提示可能有浸润癌存在。

（6）肌上皮细胞、大汗腺化生细胞及组织细胞罕见。

5．注释

（1）分叶状肿瘤及其他肿瘤可以依据肿瘤细胞分化程度做出细胞学诊断。

（2）许多文献将 FNA 涂片中导管上皮细胞多少作为判断乳腺肿物良恶性的标准之一，我体会在纤维腺瘤及乳头状瘤样病变中导管上皮细胞数量较多，而有些小管癌、小叶癌（硬癌）中上皮细胞数量较少，并且上皮细胞的数量的多少还与取样技术相关，因此用上皮细胞的数量的多少对判断乳腺肿物良恶性仅有参考价值，不能作为诊断依据。

（3）乳腺原位癌与浸润癌虽然可以呈现出一些特有的形态学特点，并在许多 FNA 文献中描述，但同时这些文献也强调仅靠细胞学涂片对乳腺原位癌与非典型性病变，原位癌与浸润癌做出鉴别诊断通常是困难的或不可靠的，应该通过组织学来确定。

（4）许多乳腺良性病变由于导管上皮细胞保持良性特点及肌上皮细胞的存在，为判断其性质提供了准确依据，但做出具体的疾病学诊断存在局限性。许多乳腺癌能够通过其恶性细胞形态学特点判断其性质，但准确做出癌的组织学类型存在局限性。

四、乳腺 FNA 取样及实验技术面临的挑战与机遇

本书介绍的乳腺 FNA 检查技术主要反映了美国细胞学工作者的做法，采用 23G 或 25G 的注射针（外径 0.5～0.6mm）穿刺取样，使用的注射器把手或徒手操作 10～20ml 注射器做乳腺穿刺，也是目前世界上最经典的传统 FNA 取样方法。由于使用较小孔径注射针穿刺，获得的标本主要以细胞成分为主，标本中具有组织结构的碎片极少见到；一般取样的标本量少，在制作两张涂片后，通常很难制成较大的细胞块，用于组织结构的观察（主要指浸润癌与原位癌）及免疫组化检测；因而很难满足新辅助化疗的乳腺癌病人及现代肿瘤治疗学发展的需要。这是美国及我国部分经济发达地区的一些医院几乎放弃了 FNA 检查，而转为采用新型核芯针活检（core needle biopsy，CNB）技术检查乳腺癌的根本原因。这表明，传统的乳腺 FNA 检查技术已经面临新型 CNB 技术的挑战，这一局面对更广泛的乳腺癌筛查工作是极为不利的（因为将 CNB 用于广泛的乳腺癌筛查是不现实的）。

能否振兴 FNA 检查，关键是能否使 FNA 检查解决取样量不足和常规应用于细胞块制作，进而观察到组织结构；应用到免疫组化、分子生物学及遗传学检测之中的问题。面临这些问题发出的挑战，传统的 FNA 亟待在理论上、穿刺取样技术乃至实验技术应用等方面诞生新的概念与技术创新。这些都需要我们在今后相当长的时期里认真思考，成为努力奋斗的方向及动力，同时也

为 FNA 检查的发展提供了良好的机遇。为此，近些年来我们开始在针吸标本采集技术及实验技术应用方面进行了一些探索与改进，并且取得了一些突破。

在与乳腺癌的斗争中，虽然 FNA 检查经历了漫长而平淡（"flat line"）的历程；今天，当我们欣慰地看到阿里教授主编的《乳腺细胞病理学》一书即将译成中文出版，仿佛已经感到新的曙光正在中国的细胞病理学领域悄然升起。我坚信 FNA 检查在全人类乳腺癌的筛查中具有重要价值，并且深信在病理学工作者的不懈努力下，随着取样及实验技术的不断创新将迎来 FNA 发展的新时代。

余小蒙
首都医科大学附属北京友谊医院病理科
2011 年 11 月于北京

译者前言

细胞病理学这一领域近十年在中国取得了长足的发展。尤其是每年中华医学会细胞病理学组的学术活动搞得有声有色，很好地提升了大家对细胞学技术和应用价值的认识。不仅是宫颈、尿液、胸腹水等脱落细胞学，细针吸取细胞学（fine needle aspiration，FNA）也在更大范围内得到认可和践行。但是相对而言，穿刺细胞学在临床中的应用更为广泛，其价值和技术难度也更高，尤其是在乳腺、甲状腺和淋巴结等体表肿物的诊断中。现代医学的发展趋势是微创医学，如同内镜和导管等技术对内科学的发展一样，细针吸取细胞学也将赋予病理医生更多的机会走向前台。因为相对于手术活检，患者更加青睐创伤小、操作快和"足够好"的检查方式。作者曾在首都医科大学附属北京友谊医院工作了六年，得益于余小蒙老师的言传身教，我乐意进行穿刺并享受那种来自患者和临床医生的期待。早在20世纪80年代，刘彤华院士就在《中华病理学杂志》上撰文，介绍了细针吸取细胞学技术及其在国外的发展。但到目前为止，中国实际开展此类技术的单位和经验还是有限的，更缺乏相应的教材和参考书籍。北京市正在开展宫颈癌和乳腺癌的"两癌普查"，表明乳腺细胞学将会是最热门的专题之一，因此我们选择将此书推荐给大家。

此书得以翻译的故事还需要从认识阿里（Syed Z. Ali）教授的过程开始讲述。记得那是2007年阿里教授来北京讲学时，我们初次相识。借助曾在约翰－霍普金斯医院（John Hopkins Hospital）工作过的曹登峰医生的联系，我们又多次邀请阿里教授来中国。2010年在美国－加拿大病理学年会期间，我到约翰－霍普金斯医院参观时在阿里教授的案头发现了这本小册子，如获至宝。我期望将其翻译成中文，这一想法得到了阿里教授的大力支持，并且帮助联系了其出版商。在北京大学医学出版的韩忠刚编辑和施普林格（Springer Publishing Company）亚洲有限公司北京代表处陈青经理的鼎力支持下，我们得到了出版的机会，在此深表感谢！

本书的特点是简明扼要、清晰易读。对于疾病的表述采用条目的格式，分别就临床特点、细胞学特征和鉴别诊断进行讲述。本书各章节紧扣 WHO 分类，系统全面，所描述的 FNA 细胞学类型几乎涵盖了所有的乳腺病变的组织学类型。书中图文并茂，采用了大量的图片和表格，以对其中要点进行充分的阐释。虽然第四章"原发性恶性肿瘤"是最吸引大家注意的章节，但是作者更为强调的章节是第二章"非肿瘤性和增生性病变"和第三章"良性和交界性肿瘤"。因为穿刺技术和形态学特征存在交叉等问题，会使许多初学者容易将纤维腺瘤等疾病误诊为恶性。对于第六章"乳腺导管冲洗液"，会对日益增加的乳腺导管镜检查有所帮助。对于本书的详细特点以及穿刺操作等技术，请参阅本书余小蒙老师写的"读后感"。

对于 FNA 操作的安全性问题，大家有很多质疑。其实在具体操作中只要注意安全防护，FNA 的操作无论是对于穿刺术者还是患者都是十分安全的。因为我们采用的穿刺注射器的直径与常规注射器并无差别，相比粗针活检要安全得多。在北京地坛医院，我们目前已经完成了 500 例 HIV 阳性患者的 FNA 检查，诊断了多种肿瘤和十余种感染，尚无任何安全性的负性问题。国外也有大量的此类研究，对于 FNA 的恐惧感不应被夸大。对于本科室参与 FNA 工作的张亮、马志园、马志春、金淑华、沈冰、齐立明在此表示感谢！

限于译者的水平有限，很难详细、传神地表达原文英文语法的美妙。唯有努力做到忠于原文、尽量尊重作者的本意。感谢阿里教授不厌其烦地对文中具体的字句进行阐述，回答了我的众多疑问！此次我们邀请了卫生部北京医院的刘冬戈教授及其同事一起翻译，也是希望提高本书的翻译水平。为了使文字表述清晰，避免歧义，我们邀请了两位非病理学专业的医生来参与校对。

文中错误在所难免，望各位专家及同道不吝赐教！

王鹏博士

首都医科大学附属北京地坛医院病理科

2011 年 10 月 29 日于洛杉矶

原著序

　　通过细针吸取研究乳腺疾病，虽然从诊断上是有挑战性的，但如果完成得合理、准确，并能化作与影像科医生和外科医生一起所形成的集体成果的一部分，还是一种令人愉悦的体验。尽管随着自动化的组织活检设备的出现，乳腺细胞学在过去的十年间见证了巨大的动荡，但在多数细胞学实验室中，这一操作技术仍然有着举足轻重的地位。乳腺疾病的谱系，从非肿瘤性病变、假瘤到良性以及恶性肿瘤都令人迷惑不清。准确的解读，就需要仔细地评估通常是细微的细胞学特点，但也有可能是根据组织碎片的结构特征所进行的更为确实的分析。因而，对于乳腺细胞学无需赘言的是，解读者需要具备乳腺疾病的组织病理学方面的知识和经验。

　　目前，对于乳腺细胞病理学已有一定数量的好教材可供选择。然而，在这本书中，作者所提供的综合经验来自美国三家主要的教学院校（约翰－霍普金斯大学、匹兹堡大学和纽约市 Memorial Sloan-Kettering 癌症中心），并以"简练、有条理和实用"的新颖格式编排。教材仅保留了最少量的并仅具有实际意义的、诊断要点性的特征。鉴别诊断和误区/陷阱以更容易阅读的形式加入进来。数量丰富、精挑细选的高分辨率的图像，更加强化了病变所讨论的关键的形态学特点、充实了读者的理解。图书以图像为基础，并希望能够适合任何解读乳腺细胞病理学的人，无论是病理学实习生还是细胞病理学医生，甚至是更有经验的细胞病理学家。与同系列丛书中的其他书籍一样，本书的基本出发点是作为一本"手册"，"随手可用"和"用户界面友好"更强化了其在显微镜旁的日常诊断工作中容易快速参考的特点。

　　最后，作者感谢 Frances Burroughs 女士，她是约翰－霍普金斯细胞技术学校的教学协调人和主任，给我们提供了很多帮助和支持。Fran（Frances 的昵称）从约翰 – 霍普金斯数量巨大的研究用档案中，帮助筛选了大量绝佳的切片，以备我们进行数字化处理。我们也倍感 Dorothy Rosenthal 医生的恩惠，为她无价的反馈意见和对本书的提高相当有用的建议。最后，我们要表达对住院医生和进修医生的感激和感谢，他们才是写此书的目的和动力所在。

Syed Z. Ali 医学博士
Anil V. Parwani 医学／理学博士
于马里兰州巴尔的摩市

原著前言

本书是《细胞病理学精粹》系列丛书的第四卷，重提了一个本来以为已过时的专题。目前，乳腺穿刺细胞学正迅速地被影像学引导下的粗针活检所取代。这一曾经的细胞学经典检查被取代的主要原因是：乳腺细胞学不能确证在那些不可触及的包块中是否存在癌的浸润。

然而，正如后面文中所讨论的，细针吸取细胞学（FNA）除了对原发肿瘤进行界定和分期之外，还有许多功能。通过细针吸取细胞学来确定转移或复发的明确发生还是远优于影像学技术的，虽然影像学和穿刺细胞学相结合较采用单一技术更能够准确地对可疑性病变处取材。

在一个分子生物学和遗传学检测技术层出不穷的时代，会有更多的检查是建立在细针吸取细胞学所获得的标本基础上的。发病风险和个性化治疗的确立也将有赖于这类肿瘤进展的自然病史的纪录。在与乳腺癌的斗争中，FNA虽然遭遇了半个多世纪平淡的发展历程，但可以预见的是，FNA将在分析个体的发病因素和在控制致死性疾病中发挥重要的作用。

作者们所提供的综合性经验来源于几个主要的癌症中心，在那里，乳腺细针吸取细胞学仍被应用于患者的诊疗中。现在他们将自己的经验在本书中与同道分享，这将重塑细胞病理学医生的技能和提升他们对乳腺细针吸取细胞学真正潜力的认识。我希望您能欣赏他们的努力，并且将书中的章节介绍给您的同事。

Dorothy L Rosenthal 医学博士
于马里兰州巴尔的摩市

目　录

第一章
引言和技术特点

简史及背景

针吸细胞学技术已经应用了许多年，上可追溯至 19 世纪早期。在 1853 年，James Paget 爵士对一例乳腺患者进行穿刺获得了恶性细胞，被载入史册。更多穿刺活检的早期经验并非是采用"细"针，而是使用更大口径的切割针。这种简单操作得以流传开来，不仅是因为其成本效益高，也是由于这种操作本身的特点：很低的并发症发生率、快速和很高的诊断准确性。

在美国，虽然乳腺癌的发病率逐年有所增长，然而乳腺癌的早期诊断对其预后和存活起到了关键性作用。在没有影像学的引导下，对可触及的病变采用细针（23G 或更细）也可有效地活检。然而随着现在的趋势是发现更小的、未触及的病变，影像学介导（多数是超声）对于小病变的充分取材是必要的。

"三位一体的诊断模式"，由触诊、影像学所见和细针吸取细胞学（fine needle aspiration，FNA）检查组成，适用于乳腺的良性、肿瘤前驱病变性、交界性和恶性疾病。对于是否将乳腺 FNA 作为初始的诊断方式仍存争议。在过去的二十年间，许多问题的出现影响到了这项优秀技术的使用。包括在良性乳腺疾病（以及所谓的"灰区的"诊断）中，过度或随意地使用"细胞学异型性"这一术语，继而需要组织病理学活检；或者是因为临床医生和病理医生对此项技术本身的局限性都缺乏了解（例如不能有效地鉴别原位癌与浸润癌）。乳腺细胞学的操作和解读需要足够的训练和经验。与后续活检和临床随访的相关性分析是不可或缺的途径，以此提高诊断的效率和准确性。文献报道的"灰区"诊断（即模糊的）比例为 1% ~ 22%，在多数研究中平均是 10%。应当尽一切可能来减少这一类的非典型 / 未明确的细胞学诊断。而"灰区"对于细胞病理学医生也许是比较"宽松的用法"，缺乏经验和缺少信心的那些细胞病理学医生可能造成此类未明确性诊断的增多。

总体而言，乳腺 FNA 是极其成功的，其总的诊断敏感性介于 80% ~ 100% 之间，其特异性超过 99%。在当今这个时代，乳腺 FNA 也面临新的角色和挑战。日常工作中，它被期望能够提供准确的诊断，分析肿瘤的生物学行为，提供诸如雌激素 / 孕激素受体状态的等生物标志物信息，评估肿瘤的增值指数和推断预后相关的指标、例如 *Her-2 neu* 基因的表达等。这些要求只有在获取了足够的标本，并且病理学医生当时就能决定材料的用途时。

作为诊断外科病理学的特殊领域，乳腺细胞病理学已经成为诉讼的主要对象。综述性文献清晰地表明，继妇科细胞学（巴氏涂片）之后，乳腺 FNA 也成为最常卷入法律诉讼的领域。导致法律诉讼的最常见的问题是过度诊断或假阳性的诊断。最近，越来越多的漏诊或假阴性的报告造成的法律纠纷，部分原因是因为对乳腺癌治疗方案的发展所显示出更高的存活率与早期诊断呈正比。即使是在诊断上短期的延误也会影响到预后。在最近的研究中，乳腺 FNA 在全部病理有关的案件中占 6%（与之相比乳腺活检所引发的案件占 14%）。总体而言，所有的诉讼（FNA、活检和冰冻切片）合并起来，约 22% 的病理学索赔与乳腺的错误诊断有关。通过 FNA 或者是粗针活检所造成的过度诊断（而非漏诊）是最常见的原因，引发了这类案件的 54%。在这一研究中，乳腺 FNA 的假阴性结果多是由于取材不足。一张散在少量细胞的涂片易被误诊为"阴性"或者是"纤维囊性改变"。假设它们最初被认为是"非诊断性的FNA"，那多数这样的案件就可能避免了。如果病理医生不是实际穿刺术者，或者不熟悉病例的临床－影像学信息时，这尤显重要。在这类情况下，已经发表文献的所推荐策略之一就是"要提醒临床医生"（通过在每个FNA报告的结尾部分都增加一个说明），有3%～5%的假阴性和0.5%～2%的假阳性率与乳腺FNA有关。虽然这样的说明可以增强临床医生的理解，当处理乳腺FNA报告这些病例时采用"三位一体的诊断模式"的策略会大有裨益，但多数执业病理医生（包括作者在内）并不因此认为此类的说明在日常工作中是必要的。同影像学或外科医生对有疑问的病例进行良好的交流会是更有益处的。如果FNA结果和临床、影像学所见有任何的不符，建议活检是更加谨慎的诊断方法。对病理学医生而言，熟知"三位一体的诊断模式"中的其他两个方面（临床和影像学）的结果，并与临床医生在报告最终发出前讨论这些结果，总是一个好主意。对一个假阳性诊断而言，最常发生的是纤维腺瘤的解读错误。

技术特点

技术上，乳腺FNA不难操作。然而，这一操作需要相当的经验，并且应该联合其他诊断技术进行。已被广泛接受的是，FNA应该在了解了临床信息和乳腺X线照相结果的基础上完成和解读。这就是已知的"三位一体的诊断模式"或"三位一体的检查"。当FNA在此基础上完成时，需要冰冻切片来明确术前诊断的需求就会减少。冰冻切片也许还是必要的，但只是在细胞学诊断并不肯定或者与临床信息矛盾的时候。

目前FNA技术使用一种23G或25G的针，有1～1.5英寸长，可安装在10～20ml的注射器上，可使用或不使用注射器把手。这项技术可以在有或者没有实质性抽吸的情况下完成。获取到的标本涂敷于载玻片之上，用酒精固定进行巴氏染色或者HE染色，或风干后用于瑞氏染色，其中包括 Diff-Quick。最近使用液基细胞学方法制备乳腺 FNA 标本的量有所增加。然而在我们和许多其他人的实践中，直接涂片总的来说要优于液基制片，因为大的细胞团簇 / 细胞片和结构信息在直接涂片中可以保存。有时会建议选用液基涂片，是由于术者的经验不足或者操作技术不佳。我们并不同意这一点，是由于液基制片很少能够弥补乳腺病变的取材不足。

如有可能，都应该制备细胞块。我们发现，对于辅助检测而言，细胞块远超于液基细胞学制片和直接涂片，在判断雌激素受体和孕激素受体状态时尤为有用。它们也为未来研究提供了材料的储备。

现场评估对于可触及病变的细针穿刺是必需的。也可反馈给临床医生对患者的处理，如果需要（例如怀疑是淋巴瘤时），还有增加更多穿刺次数的可能，及时评估更可能的好处是尽可能地优化制片。

细针吸取细胞学可以诊断几乎所有可触及的病变，提供了一种快速、准确和高成本效率的诊断方法。对于诸如脓肿和囊肿性的病变，FNA 可作为诊断和治疗的工具。它也可以用作获取组织材料，以用于免疫组化和分子生物学分析等的特殊检查。

乳腺 FNA 的禁忌证几乎是不存在的。并发症的发生率总体上来说相当低，且并发症的症状轻微。疼痛，尤其是穿刺周围区域的，是有报道的，罕见情况下可以发生气胸。针道的种植相当罕见。其他更加麻烦的并发症包括出血（渗血和血肿）、感染和血管神经反应（晕针）。在 FNA 操作过程中发生的上皮细胞或坏死的移位，可能会影响到穿刺或随后的切除，会在最后的手术切除后的标本上形成癌浸润的假象。

脂肪、间质和功能性上皮单位（包括了导管、终末导管和腺泡）特征性地构成了成人乳腺的正常组织学。细胞学标本在正常情况下包括了脂肪、纤维组织、间质细胞、少量导管和腺泡细胞。

这些上皮细胞形态规则、排列成片状的"蜂窝"样。圆形或卵圆形的肌上皮细胞可以出现，但可能不是很明显（图 1.1 和 1.2）。在泌乳期较非泌乳期的女性乳腺可以见到更多的腺体，这些细胞核大、有大仁和空泡状的胞浆。乳腺组织很容易受激素的影响，诸如良性分泌性改变等。这些改变，如果不能区分开来，在乳腺 FNA 标本上可能会被误认为异型增生。

针吸标本的满意度在某种程度上是取决于实验室和操作者的。如果一个病变穿刺后消退或者怀疑是脂肪瘤时仅见少量的脂肪，即使是细胞数量少也可以看做是取材充分的。一般而言，做出一个良性的诊断比一个恶性诊断需要更多的细胞数量。我们实验室以两张涂片上分布有不少于 6 团的上皮细胞作为标准（每团不少于 15 个细胞）。如果实验室坚持严格的标本满意度标准，假阴性诊断的数量将会减少，但是不满意标本的数量将会增加。

乳腺病变的诊断错误可能源于制片不良、病变取材不足和病例穿刺者和细胞学解读者之间缺乏交流等。该项技术的一些局限

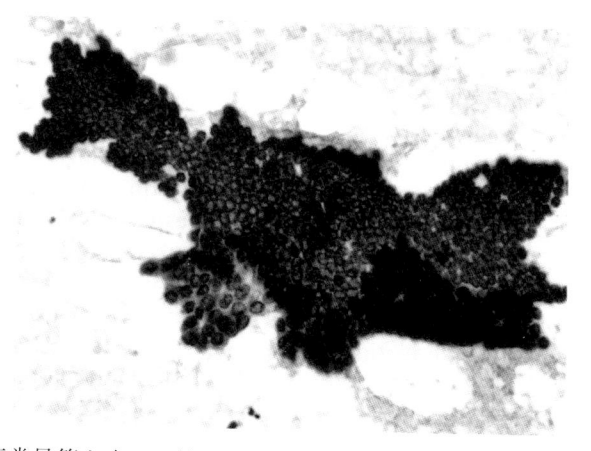

图 1.1 正常导管上皮。一簇单层平铺的导管上皮细胞碎片，核间距均一、形态一致。(涂片，巴氏染色)

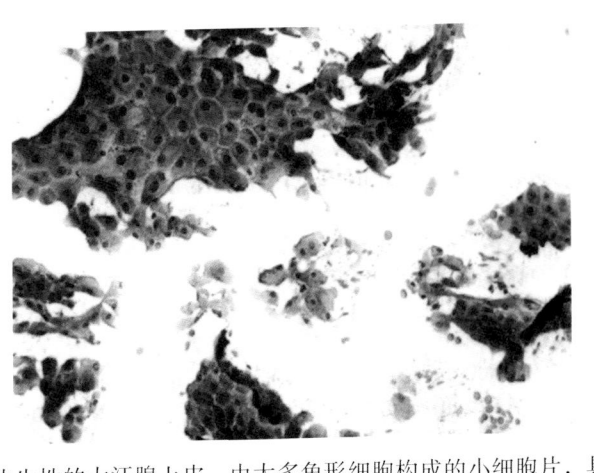

图 1.2 化生性的大汗腺上皮。由大多角形细胞构成的小细胞片，具有丰富的颗粒状胞浆，每个细胞都有圆形的核，伴有清晰的核仁和清晰的细胞境界。（涂片，巴氏染色）

性还包括：不能甄别原位癌与浸润癌，而需要通过组织活检进一步评估；所有的异型的"灰区病变"；对于多数良性病变缺乏特异性的细胞学诊断标准等。

在所有的细胞学报告中都应该包括标本满意度的说明。这对乳腺细胞学同样适用。术语"无法解读的不满意标本"、"未见恶性细胞"、"非典型性/意义未定的"、"可疑恶性"和"可见恶性细胞"所描述的门类，在使用中常增加说明以解释更多的发现。

"标本不满意"可见于以下各种原因：技术不良、血液或炎症分泌物遮盖、缺少细胞学成分等。当标本不适合做出解读的时候，我们不建议使用镜下描述的方式来处理。这可能会导致临床医生在读报告时会产生误解。"良性"用于描述肿瘤性以及非肿瘤性的情况。例如："未见恶性细胞—乳腺炎"。或："未见恶性—纤维腺瘤"。

"可见非典型细胞/意义未定"说明标本异常但不能进一步界

定。这通常需要更多的诊断性检查。"可疑恶性的细胞"用于高度怀疑恶性但仍缺乏关键性证据时，仅有少量细胞或模糊不清的组织。可疑恶性的细胞类型应该说明，如导管癌、肉瘤等。用于质量评估和复查目的时，这一术语应被视为阳性。"可见恶性细胞"用于恶性证据肯定时。再次，可见恶性细胞的类型应当清晰地说明。

表 1.1 适合乳腺细针吸取细胞学的临床指征

- 诊断性的
  - ○ 炎症性疾病（少见）
  - ○ 原发性肿瘤（良性的或者恶性的）
  - ○ 继发性或转移性肿瘤（包括血液 / 淋巴系统恶性肿瘤）
  - ○ 非典型上皮性病变（需要进一步确定的）
  - ○ 肿瘤复发
- 治疗性的
  - ○ 单纯性抽吸 / 炎症性囊肿

表 1.2 乳腺细针吸取细胞学的优点

- 经济 / 成本效率高，是适合门诊采用的技术
- 损伤轻微（身体上和精神上的）
- 接受率高（被临床医生和患者）
- 快速和准确 / 敏感的检查方法（在数分钟内完成）
- 获取病人治疗前方案所需信息
- 对肿瘤取材以进行生物标记物 / 分子 / 辅助检查
- 评估多发性结节 / 病变
- 明确鉴别乳腺炎或炎性乳腺癌，和乳腺内淋巴结与真性上皮内病变（尤其是乳腺腺叶尾部的）
- 可避免对非肿瘤性病变、不适合手术的病变或复发性肿瘤的开放性活检
- 可提供囊肿抽吸的治疗性措施
- 准确和快速地评估肿瘤在局灶癌症进展的基础上复发（尤其是胸壁的复发），以求更准确地对肿瘤分期

表 1.3　乳腺细针吸取细胞学的主要局限性

- 不能有效地鉴别原位癌和浸润性的乳腺癌（所有组织学类型的）
- 准确性常取决于病变的大小（对小于 5mm 的肿瘤不太敏感）
- 对于主要为囊性 / 坏死性、出血性、促纤维增生性或在乳腺内位置深在的肿瘤准确性并不高
- 对多数良性病变缺乏特异性诊断
- 对诊断具有异型性的所有的灰区病变都需要活检

表 1.4　乳腺细针吸取细胞学的主要并发症

- 渗血 / 血肿
- 感染
- 气胸
- 血管迷走神经反应（晕针）
- 上皮成分异位 / 肿瘤种植
- 穿刺后所造成的变形 / 人工假象可能受到影像学、乳腺造影的解读

表 1.5　乳腺细针吸取细胞学主要诊断性错误

- **假阴性诊断**
  - 在主要为良性病变的基础上，有小灶性的癌（例如大范围的纤维囊性病变伴大汗腺化生）
  - 发生在复杂增生性疾病基础上的癌（例如乳头状瘤基础上的癌变）
  - 高分化癌（例如导管或小叶原位癌）
  - 特殊的组织学亚型（例如小管癌、胶样癌）
  - 罕见的肿瘤学类型（例如化生癌、大汗腺癌）
  - 有广泛的坏死和囊性变的癌
  - 取材错误（常在过小、过深在或有高度纤维化间质的病变中）
  - 制片不良或涂片细胞不足

- **假阳性诊断**
  - 纤维腺瘤
  - 乳头状瘤 / 乳头状病变
  - 异型导管上皮增生
  - 孕期相关的或分泌性的改变
  - 皮肤附属器肿瘤
  - 其他病变（例如脂肪性坏死、胶原小球病）

表 1.6　乳腺细针吸取细胞学标本中的正常细胞学成分

- 上皮（导管、小叶、大汗腺、鳞状成分等）
- 肌上皮
- 巨噬细胞
- 血管内皮
- 脂肪、间质和其他间叶组织

备注：参见图 1.1 至 1.6。

表 1.7　正常乳腺的细针吸取细胞学标本所见

- 通常细胞数量稀少
- 总是为黏聚成片的导管成分（很少或没有小叶成分）
- 圆形一致的核平铺排列，很少重叠
- 浓稠的染色质、小而不清晰的核仁
- 伴常纤维脂肪组织成分

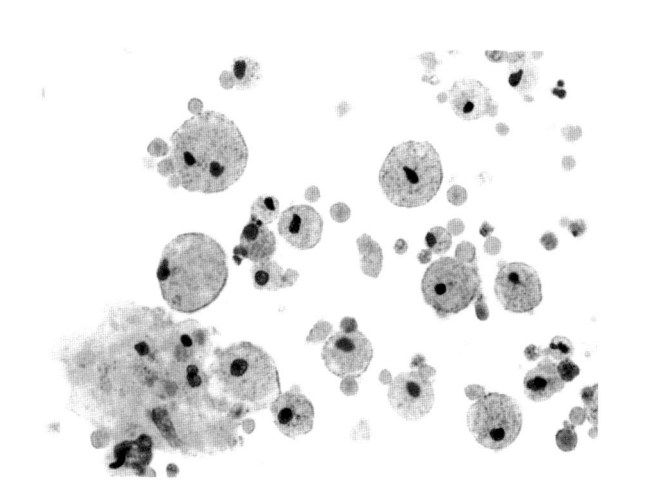

图 1.3　见于乳腺囊肿中的"泡沫"样的巨噬细胞。散在的组织细胞具有丰富的、空泡状的胞浆和小而一致的核。细胞境界清晰。在背景中的大量颗粒状的结构，反映了囊肿的内容物。(涂片，巴氏染色)

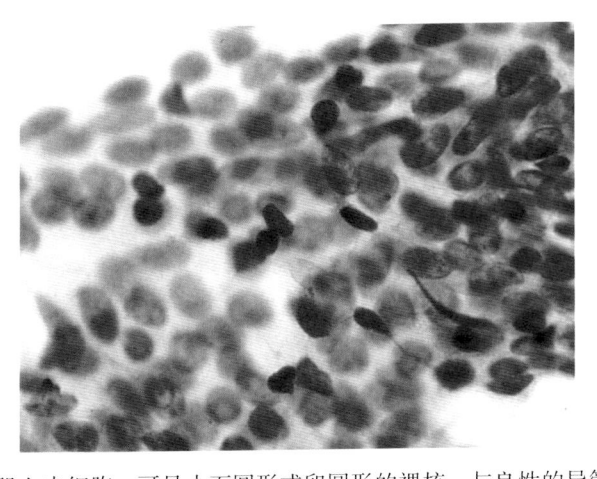

图 1.4 肌上皮细胞。可见小而圆形或卵圆形的裸核，与良性的导管上皮细胞紧邻。正确辨认这些细胞需要在不同的平面上调焦，以观察细胞成分。（涂片，巴氏染色）

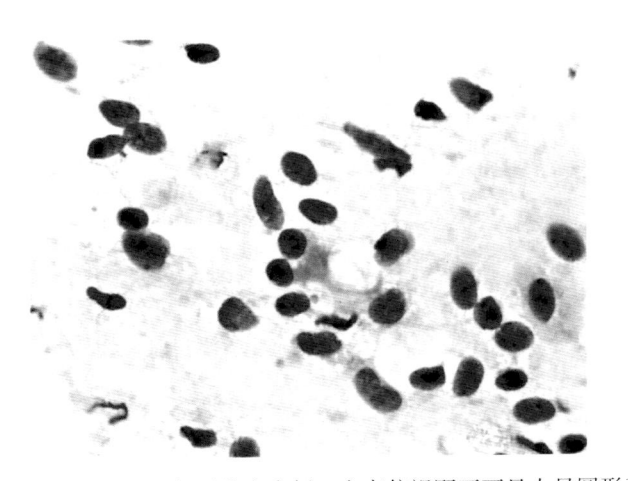

图 1.5 肌上皮细胞。一例纤维瘤病例，在高倍视野下可见大量圆形至卵圆形的裸核肌上皮细胞。存在的大量肌上皮细胞提示为良性病变。（涂片，巴氏染色）

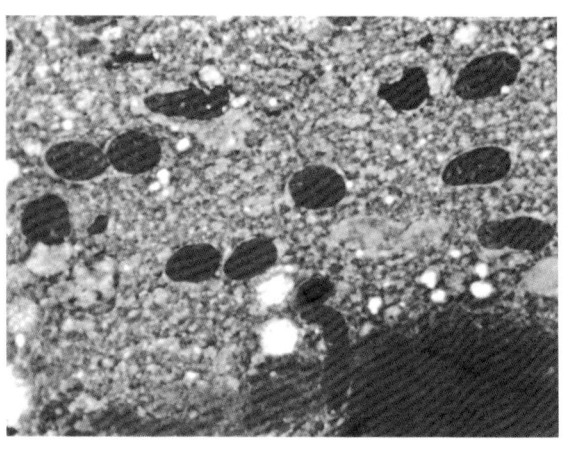

图 1.6 肌上皮细胞。饱满的、圆形至卵圆形核的肌上皮细胞，见于颗粒状、鲜艳异染的背景中。后者提示为来自纤维腺瘤的特异性间质。（涂片，巴氏染色）

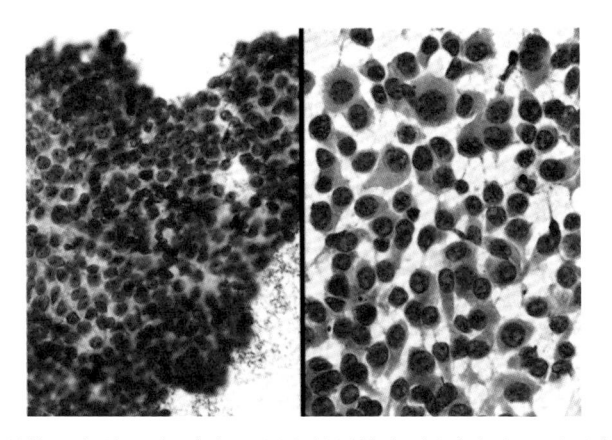

图 1.7 导管上皮增生（左侧）和浸润性导管癌（右侧）的细胞形态学特点比较。注意在导管癌有明显的细胞异形性、细胞弥散的特点、核的增大和偏位的核（"浆细胞样"特点）。也应注意其缺乏肌上皮细胞。（涂片，巴氏染色）

表 1.8　考虑为乳腺癌细针吸取细胞学的诊断标准

- 结构上的特征（在 25× 至 40× 放大倍率下最易评估）
- 细胞形态学特征（在 100× 至 400× 放大倍率下最易评估）
- 总体特征
  - 细胞量多
  - 细胞增大
  - 高核浆比
  - 核深染
  - 巨大核仁（很少见到）
  - 细胞 / 核呈现单一性（并非常见）
  - 核偏位分布
  - 细胞间失去黏聚性，伴单个、孤立的上皮细胞
  - 核分裂 / 核碎
  - 细胞学拥挤 / 重叠
  - 缺乏肌上皮细胞
  - 坏死
- 特异性特征
  - 细胞体积小，伴有胞浆内腔隙 / 空泡（小叶癌）
  - 异型性明显的裸核，伴有巨大的核仁（髓样癌）
  - 丰富的黏液和毛细血管团（胶样癌）
  - 形态僵硬、末端开口的小管（小管癌）

表 1.9　对于可触及的乳腺在病变细针吸取细胞学 / 粗针活检的指征

- 临床医生 / 患者发现的可触及的包块（不管有无影像学结果）
- 包块可以为临床的解剖或生理学所解释的，尤其是在年轻患者，可以观察 2 个月经周期
- 对于有家族史的患者其任何持续存在的 / 可疑的肿块，无论有无影像学结果，都应进行活检

来源：基于 1996 年美国国立癌症研究所组织的会议资料。

**表 1.10 对于无法触及的乳腺病变进行影像学介导下的
细针吸 / 粗针活检的指征**

- 基于高质量的乳腺图像资料和受过训练的医生可以解释的结果
- 在影像学介导的活检前，下列步骤需要明确：
  - 通过影像学分析能否对病变进行详细的评估
  - 对所关注的区域进行全面的体格检查
- 需要进行粗针活检的病变，包括那些高度提示 / 怀疑为恶性，和部分虽然怀疑指数较低但是影像学随访无法进行的
- 所有影像学结果都应当记录，并应当准备操作报告
- 影像学结果和细胞学 / 组织学结论应当吻合。如有不吻合和进行活检操作的临床医生建议随访的，进一步的病情的探查是必需的
- 应当有与活检操作医生、指导医生和患者间交谈的记录
- 所有假阳性和假阴性的结果，都应当采取进一步的在影像学介导下的粗针活检

来源：基于 1996 年美国国立癌症研究所组织的会议资料。

表 1.11 乳腺细针吸取细胞学的标本满意度

- **实性病变**
  - 对上皮细胞的最少数目无特定的要求
  - 通常认为穿刺者对于标本的满意度应负有责任，去判断报告中 FNA 的所见是否符合临床 / 影像学的所见
  - 病理医生应负有的责任是保证细胞学成分 / 涂片可以被解读，而不至于有广泛的人工假象
  - 应当报告上皮细胞的数量（少量、中等、大量），以及其他细胞成分
  - 每个单独的实验室都可以根据它们的依据来设定特定的数量。所需最少细胞数量尚无（美国的）国家性标准
- **囊性病变**
  - 尚无针对最小细胞数量的标准。在穿刺者抽吸后如果 FNA 能够完全将囊液抽出，并且可触及的包块再无残存时；如果液体为稀薄、水样和非出血性的，液体可送去检查或者丢弃掉
  - 有任何残存的肿块 / 结节都需要重复 FNA
  - 对于伴有褐色 / 血红色的液体（如果并非 FNA 损伤所致的话），需要仔细评估或进一步做检查

选择性阅读

1. Xie HB, Salhadar A, Haara A, Gabram S, Selvaggi SM, Wojcik EM: How stereotactic core-needle biopsy affected breast fine-needle aspiration utilization: an 11-year institutional review. Diagn Cytopathol 2004, 31:106-110.

2. Kanhoush R, Jorda M, Gomez-Fernandez C, Wang H, Mirzabeigi M, Ghorab Z, Ganjei-Azar P: 'Atypical' and 'suspicious' diagnoses in breast aspiration cytology. Cancer 2004, 102:164-167.

3. Veneti S, Daskalopoulou D, Zervoudis S, Papasotiriou E, Ioannidou-Mouzaka L: Liquid-based cytology in breast fine needle aspiration. Comparison with the conventional smear. Acta Cytol 2003, 47:188-192.

4. Young NA, Mody DR, Davey DD: Diagnosis and subclassification of breast carcinoma by fine-needle aspiration biopsy: results of the interlaboratory comparison program in non-gynecologic cytopathology. Arch Pathol Lab Med 2002, 126:1453-1457.

5. Tabbara SO, Frost AR, Stoler MH, Sneige N, Sidawy MK: Changing trends in breast fine-needle aspiration: results of the Papanicolaou Society of Cytopathology Survey. Diagn Cytopathol 2000, 22:126-130.

6. Sidawy MK, Stoler MH, Frable WJ, Frost AR, Masood S, Miller TR, Silverberg SG, Sneige N, Wang HH: Interobserver variability in the classification of proliferative breast lesions by fine-needle aspiration: results of the Papanicolaou Society of Cytopathology Study. Diagn Cytopathol 1998, 18:150-165.

7. Lee WY, Wang HH: Fine-needle aspiration is limited in the classification of benign breast diseases. Diagn Cytopathol 1998, 18:56-61.

8. Boerner S, Sneige N: Specimen adequacy and false-negative diagnosis rate in fine-needle aspirates of palpable breast masses. Cancer 1998, 84:344-348.

9. al-Kaisi N: The spectrum of the "gray zone" in breast cytology. A review of 186 cases of atypical and suspicious cytology. Acta Cytol 1994, 38:898-908.

10. Sneige N: Fine-needle aspiration of the breast: a review of 1,995 cases with emphasis on diagnostic pitfalls. Diagn Cytopathol 1993, 9:106-112.

（王 鹏译 张丽燕校）

第二章
非肿瘤性和增生性病变

乳腺炎或乳腺脓肿

在某些炎症情况下，例如乳腺炎和脓肿形成时，通过应用细针吸取细胞学（FNA）检查可以避免外科手术。结合针吸物的微生物学检查，FNA 可以对乳腺炎症的病因学（如哺乳、感染或外伤等）提供有价值的判断信息。当需要引流脓性物质或囊内容物时，FNA 也可以作为一种治疗性手段。

临床特征

- 乳腺炎通常表现为一个可触及的乳腺病变，伴有不同程度的疼痛和压痛
- 急性化脓性乳腺炎通常见于 1% ～ 3% 的产后哺乳期女性
- 最常见的感染微生物是葡萄球菌和链球菌
- 局限性感染常导致脓肿形成，很少导致慢性乳腺炎，以及伴发的导管周围炎症、导管扩张、纤维组织细胞反应和单核细胞的慢性炎症性浸润

细胞形态学特征

- 涂片的细胞密集度主要取决于病变的临床阶段——急性期和活动期细胞密度高，亚急性期和慢性期因为存在不同程度的纤维化，细胞比较稀疏
- 涂片含有大量的混合炎症细胞（中性粒细胞、淋巴细胞和

浆细胞）、大汗腺细胞、大量具有胞浆吞噬现象的巨噬细胞及多核巨细胞

- 也可见单个散在的上皮细胞、大汗腺细胞，以及伴有不同程度反应性异型性的簇状上皮细胞（形态通常与修复期的上皮细胞类似）

诊断误区和鉴别诊断

- 导管癌
- 伴有血肿机化的脂肪坏死

慢性乳晕下脓肿

临床特征

- 该病变被看做是一种特殊的临床病理学疾病，特点是输乳管或输乳窦的轻度或中度感染，随之导致脓肿形成和慢性复发性感染，少数情况下有乳头基底部的瘘管形成
- 有人认为，输乳管柱状上皮细胞的鳞状细胞化生被认为是这种病变的原因

细胞形态学特征

- 细胞密集
- 混合炎症细胞浸润，有大量中性粒细胞、淋巴细胞以及少量浆细胞和多核巨细胞
- 可见无核的鳞状细胞、角化细胞及角化物
- 导管上皮具有不同程度的反应性异型性
- 肉芽组织
- "泡沫样组织细胞"、胆固醇结晶

诊断误区和鉴别诊断

- 导管扩张症
- 具有鳞状分化的导管癌、转移性鳞状细胞癌和化生性癌

肉芽肿性乳腺炎

临床特征

- 特点是出现肉芽肿反应和巨细胞的形成
- 是一种炎症病变，病因不明，或是由结核、真菌感染、表皮包涵囊肿或由缝线、硅胶植入体的泄露等异物反应所造成

细胞形态学特征

- 差异较大的细胞密度（通常是高密度的）
- 上皮样组织细胞，单个和松散的小簇分布
- 混合炎症细胞，有细胞碎片
- 少数或大量异物巨细胞
- 导管上皮通常有明显的反应性异型性

诊断误区和鉴别诊断

- 导管扩张
- 低级别的导管癌

纤维囊性改变

　　纤维囊性病变是 30 ～ 50 岁年龄段女性乳腺肿块最常见的病因。在乳腺的腺体和间质会产生各种变化。临床上，这类患者可能有囊肿、纤维化、压痛或疼痛。纤维囊性乳腺病可能会造成通过乳腺钼靶检查乳腺癌的困难。因此，如果患有纤维囊性乳腺病的女性检及乳腺异常时，部分病例可能需要进行超声检查

临床特征

- 极其常见（占所有成年女性的 50% ~ 90%），是临床上可触及的乳腺肿块的最常见病因
- 通常表现为有症状的肿块，其大小和症状随周期性激素变化而改变
- 青年至中年女性均可发病，发病高峰在绝经前
- 通常为双侧或多发
- 临床、影像学和细胞病理学方面，可能与乳腺癌相似
- 病因尚未完全明了，可能是由于激素的原因（雌激素过量、黄体酮低或者两者失衡）
- 主要影响终末导管小叶单位
- 特点是出现肉眼或显微镜下可见的囊肿、大汗腺化生和盲管性腺病
- 可以伴有不同程度的上皮增生，这需要单独报告

细胞形态学特征

（图 2.1 至 2.3）

- 涂片通常细胞量多，为各种类型细胞的不同程度混合，包括大汗腺细胞
- 通常导管上皮片排列紧密——"蜂窝状细胞片"，经常有局灶甚至是成片的大汗腺化生（大的多角形细胞，胞浆丰富并有清晰的颗粒状、细胞界限清晰，常有明显的核仁）
- 轻度的核异质性（大小不一），轻微的核重叠
- 有时巨噬细胞为主要成分，经伴有"泡沫样"的胞浆——"泡沫样巨噬细胞"
- 有肌上皮细胞、间质碎片、脂肪组织
- 含有囊性坏死物的背景
- 罕见微钙化（钙化的坏死物）

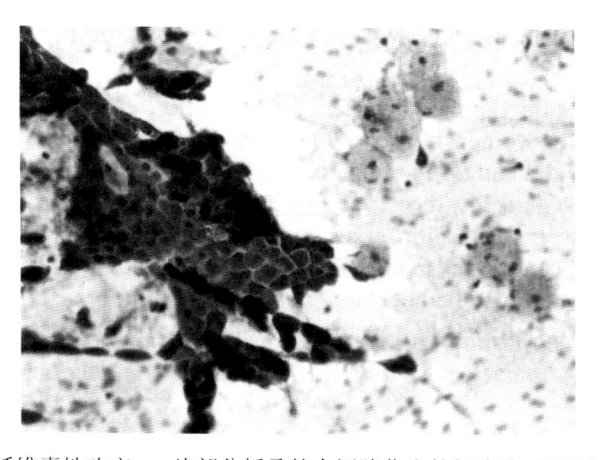

图 2.1 纤维囊性改变。一片部分折叠的大汗腺化生的细胞片,见于有大量"泡沫样巨噬细胞"和囊性碎片背景中。(涂片,巴氏染色)

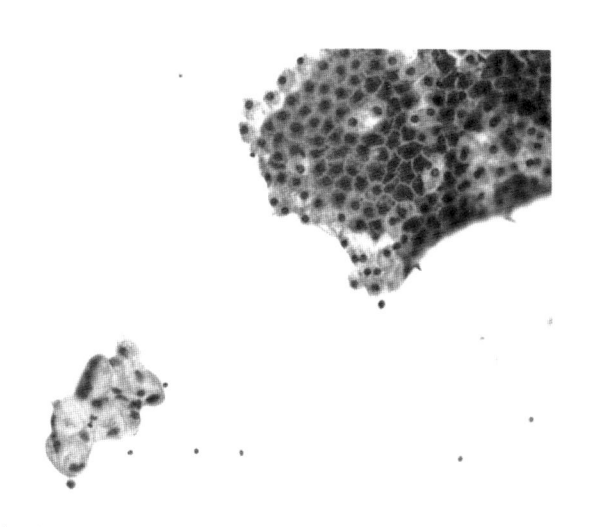

图 2.2 纤维囊性改变。一片平铺的单层片状大汗腺上皮细胞片,在其旁边有一团大的"泡沫样巨噬细胞"。(涂片,巴氏染色)

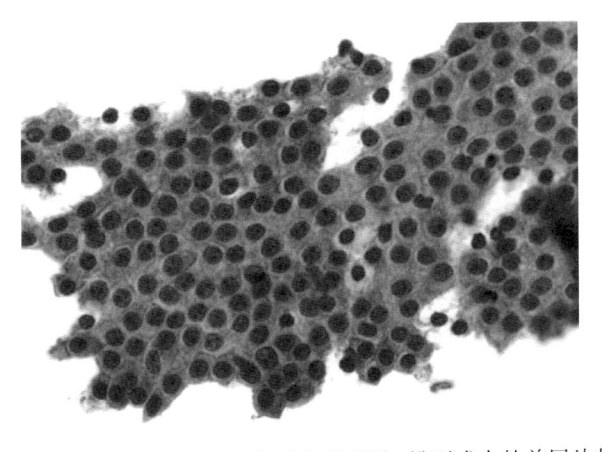

图 2.3　纤维囊性改变。一大片大汗腺细胞碎片，排列成大的单层片状形式。细胞呈大而多角形，伴有大的细胞核、明显的核仁以及丰富的颗粒状胞浆。大汗腺上皮细胞在乳腺抽吸标本中是常见的发现，除了部分罕见情况下，它多提示良性病变。（涂片，巴氏染色）

诊断误区和鉴别诊断

- 非典型性导管增生
- 纤维腺瘤
- 低级别的导管癌

增生性乳腺病

在乳腺增生性改变可能与乳腺癌发病风险的升高有关。这一分类包括伴有或无非典型性的上皮增生。不同观察者之间对这类乳腺病变的判读（尤其是当伴有非典型性时）的差异相当明显，且与细胞组织学（cytohistologic）的对应性较差。

临床特征

- 轻度导管增生、腺病、囊性改变和大汗腺化生与癌发病风

险增加无关
- 增生性乳腺疾病无非典型性者，患乳腺癌的发病风险轻度升高（1.5 ~ 2 倍）
- 增生性乳腺疾病无非典型性的病例，包括硬化性腺病、中度至旺炽型的上皮增生和乳头状瘤
- 这些病变可能伴有或无纤维囊性改变，或者一些其他良性乳腺病变
- 增生性乳腺疾病伴有非典型性者，包括不典型导管增生和不典型小叶增生，它们是一种有临床意义的病变，其随后发展为乳腺癌发病风险较高（4 ~ 5 倍）

细胞形态学特征

（图 2.4 至 2.7）
- 有中至高细胞密度
- 有大量黏聚性的导管上皮细胞片
- 上皮增生的程度可以分为轻度、旺炽性和非典型性
- 在增生性乳腺疾病中可见双相细胞成分（上皮细胞 / 肌上皮细胞），但是在非典型导管增生时仅见小灶状或很少量的
- 纤维囊性改变的一些相关特点可以见于增生性乳腺疾病，但是很少见于非典型导管增生中
- 主要成分是中度拥挤排列的细胞片，伴有轻微的异型性，缺乏细胞间的弥散性或单个散在的细胞（增生性乳腺疾病）。非典型导管增生可能显示出更高程度的细胞拥挤和核重叠，伴有大小不一但少量的非典型、松散排列的细胞（图 2.6 和 2.7）
- 偶尔有乳头，但经常出现假乳头状结构

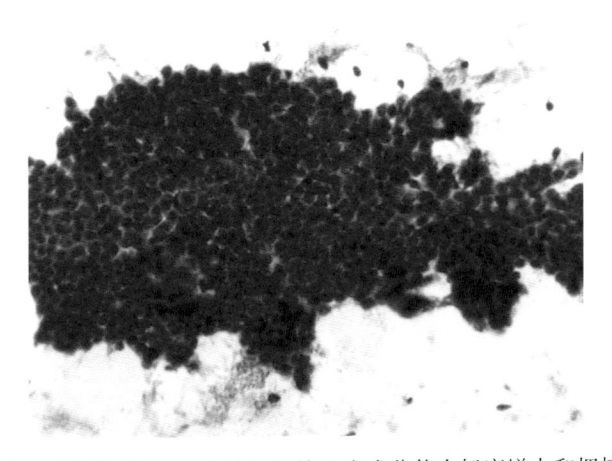

图 2.4 普通型导管增生。一大片的胆管上皮成分伴有轻度增大和拥挤的核。注意细胞片的黏聚特性、所保持的相对平铺的蜂窝状结构。仔细观察可发现裸核肌上皮。(涂片，巴氏染色)

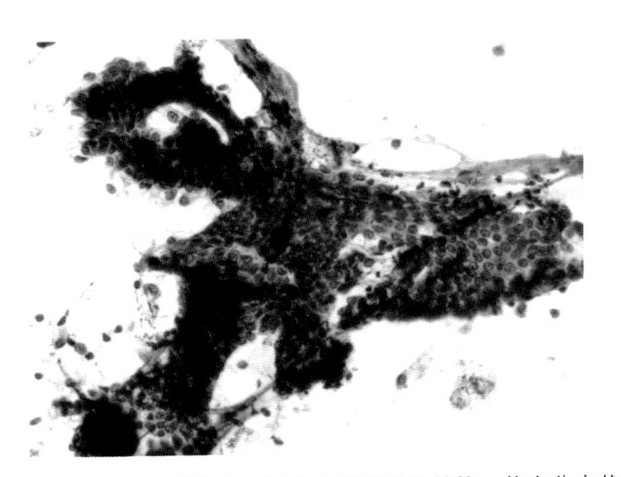

图 2.5 异型导管增生。乳腺上皮显示出更复杂的结构，伴有分支状结构和清晰的穿通孔隙。细胞有大而深染的细胞核。在这些细胞片中经常可以见到肌上皮细胞。注意这些细胞碎片的黏聚特性，和背景中缺乏单个散在的上皮细胞，这一特征经常见于导管癌中。(涂片，巴氏染色)

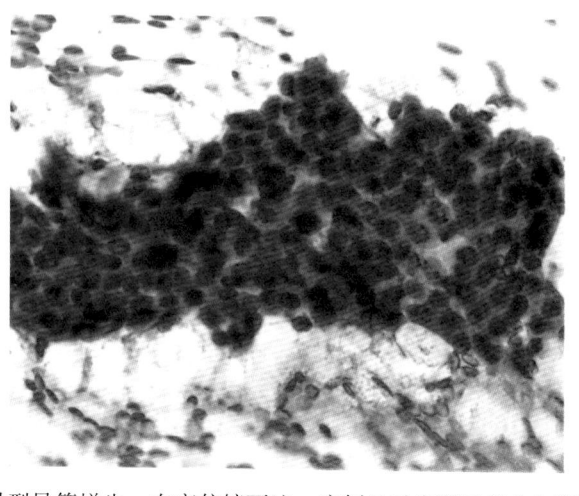

图 2.6 异型导管增生。在高倍镜下这一病例显示出明显增大和深染的细胞核，导致细胞碎片显示出一种拥挤的形态。细胞片勾勒出一种黏聚性的结构，但缺乏单个散在的上皮细胞。尽管这些细胞特点令人担忧，但随访证实其为多灶性的异型导管增生。（涂片，巴氏染色）

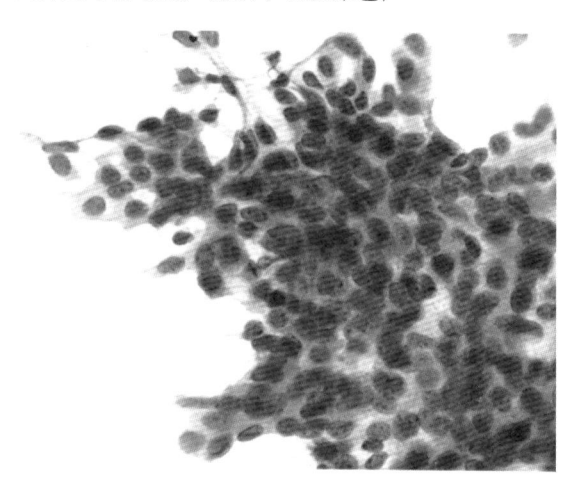

图 2.7 异型导管增生。细胞片显示出更大的异型性，伴有细胞核增大、拥挤，并有三维结构的基本形态。细胞松散地黏聚于组织成分的边缘。（涂片，巴氏染色）

- 在非典型导管增生中可以出现细胞的异型性（缺乏极向/组织性，核增大及重叠、微核仁）
- 筛状结构、三维立体结构的并具有裂缝样腔隙或管腔的上皮细胞片以及复杂皱褶样的上皮细胞片都可见于非典型导管增生
- 在增生性乳腺疾病中，在不同的聚焦平面上常常可以见到肌上皮的细胞核。旺炽性的非典型导管增生可能缺乏肌上皮细胞
- 小叶增生的特点是完整的小叶单元数量的增加，经常伴有清晰可见的小管腔和轻微的细胞拥挤。在非典型小叶增生中，管腔变得更小，并伴有可判断的细胞拥挤性和上皮细胞的结构不良

诊断误区和鉴别诊断

- 低级别的导管癌。存在细胞学的单一性、细胞密度高以及单个散在的细胞，都倾向于导管癌
- 纤维腺瘤
- 乳头状瘤

表 2.1　周围性乳腺病细针吸取细胞学的报告方式

- 增生性乳腺病（无临床建议）
- 增生性乳腺病伴轻度异型（建议：临床随访）
- 增生性乳腺病伴旺炽性/明显的异型性（建议：组织活检）

必须要在"三位一体"的情况下方可做出上述的判读，以避免"假阳性"的"癌"的诊断。

表 2.2　细针吸取标本中异型导管增生和原位导管癌之间的细胞学比较

- 细胞形态学上鉴别异型导管增生和低级别的原位浸润性导管癌通常是困难的并且很可能总是难以区分的

- 研究表明，总体而言，异型导管增生的病例最可能诊断为"阴性"或"异型"；与之对应，原位导管癌最有可能被判读为"可疑"或"阳性"

- 倾向于异型导管增生的特征包括：片状结构、扁平或单层及黏聚性的细胞、纤细的颗粒状染色质、清晰的细胞境界、存在裸核肌上皮

- 倾向于原位导管癌的特征包括：较多的单个、松散的异型细胞、松散排列的上皮细胞碎片、明显的核异质性（大小不一）、粗块状核染色质（"团块状染色质"）和背景内的炎症细胞

- 其他的细胞学特征（核的大小、核浆比、异染色质、大核仁）可能有明显的重叠因而对诊断常无帮助

灰区细胞病理学的问题

　　乳腺 FNA 有时不能给出一个明确的良性或癌的诊断。研究表明，灰区（gray zone）诊断可能占了全部乳腺 FNA 的 7% ～ 20%，并且经常是造成细胞病理学医生和临床医生困惑的原因。

不能确定诊断的常见原因

- 技术问题（通常是最普遍的问题）
  - 细胞密度稀疏
  - 血液遮盖、干片造成的人工假象

　　如果涂片评估不满意，在诊断中要说明这些情况。由于上述的因素甚至更糟糕的问题而无法对切片评估时，不要试图把它判读为"非典型"，更不要强行做出一个"阳性"诊断。

- 可判读的——与病理医生有关的：对乳腺 FNA 缺乏经验。对于阅片者来说，灰区诊断就像一个"舒适地带"。经验

不足的阅片者，因其诊断中不想做出一个明确诊断时，就会造成该"舒适地带"的扩大化。在乳腺细胞病理学中，对有充分训练和经验者的影响不应过分夸大

- 可判读的——细胞形态学特点交叉或"真性灰区"：明显的和真正的形态学交叉，存在于非典型 / 良性和非典型 / 恶性病变之间

灰区诊断的常见来源

良性

- 纤维腺瘤（最常见，并且是最"臭名昭著"的原因）
- 导管内乳头状瘤
- 非典型导管增生
- 男性乳腺增生

恶性

- 囊内乳头状癌
- 浸润性小叶癌
- 大汗腺癌
- 小管癌

已报道的和作者经验中关于灰区诊断所遇到的实际问题

- 细胞性（幼年型）纤维腺瘤与导管癌鉴别
- 孤立的导管型乳头状瘤与囊内型乳头状瘤鉴别
- 大汗腺化生与高分化的大汗腺样癌鉴别
- 小叶癌与良性乳腺病变（哺乳期改变）鉴别
- 小管癌与良性乳腺（或纤维腺瘤）鉴别
- 非典型导管增生与筛状原位导管癌鉴别

乳腺柱状细胞病变

在 35 ～ 50 岁的女性乳腺 FNA 中，柱状细胞病变越来越多。在乳腺中，它是一种普遍性的病变，伴有微钙化或者是在纤维腺瘤或纤维囊性改变中被偶然发现。这些特有的病变累及到终末小叶导管单位，呈现出结构良好的柱状细胞并具有顶浆分泌的特点，也称作"CAPSS（columnar with prominent apical snouts and secretions）"或"伴有显著顶浆分泌的柱状改变"。柱状细胞病变代表了一系列的增生性上皮改变，伴有或无明显的细胞异型性。这些通常都是触诊阴性的病变，在乳腺中可以是多灶的或双侧的。绝大部分组织学随访结果是良性纤维囊性改变。柱状细胞病变的临床意义并未完全界定。尽管如此，它们被认为与小叶病变（非典型性或原位癌）和导管癌有关。

当对这些病变进行 FNA 时，最常见的情况是有一个可触及的乳腺包块，或者是一个 X 线上的高密度影或结节。细胞形态学上，可见中等至大量的三维细胞片，由多角形、圆形及卵圆形细胞组成。常有细胞极性的丧失，尤其是朝向细胞片中心的区域，该处细胞密集、结构紊乱相当明显。特征性的是外围的细胞显示出高柱状的形态，并且在长轴上呈现出明显的栅栏状排列。少见情况下，也可以看见具有分支和内折的平坦的片状排列。有接近一半的 FNA 病例中可以见到分泌性的顶端。肌上皮细胞几乎总是见于导管上皮之间。有大量的单个散在的上皮细胞存在的部分病例，需要小心的评估以避免过诊断，尽管如此在这些细胞中很少能见到明显的异型性。"泡沫样组织细胞"和大汗腺化生细胞罕见。

柱状细胞病变的鉴别诊断包括乳头状瘤、纤维腺瘤、低级别的导管癌和放疗后改变。

硅胶性乳腺炎

临床特征

- 通常伴有破裂的硅胶组织假体
- 旺盛的增生性组织反应可能形成与恶性肿瘤类似的单个或多个结节

细胞形态学特征

（图 2.8 至 2.11）

- 特点是有一汪或成滴的液态硅胶，经常围绕以上皮样组织细胞、"泡沫样巨噬细胞"或异物巨细胞,形成"硅胶肉芽肿"
- 细胞学图像可能与脂肪坏死类似
- 涂片细胞量中等
- 有肿胀的巨噬细胞聚集，具有折光性的胞浆空泡
- 有炎症细胞、多核巨细胞
- 有蜕变的脂肪细胞，常常有空泡形成

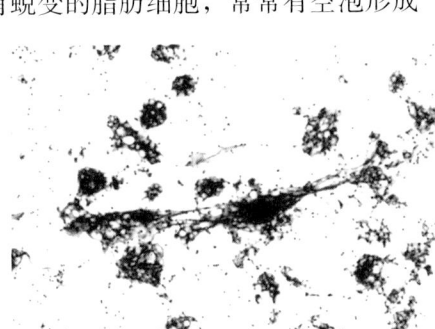

图 2.8 硅胶性乳腺炎。富于细胞的涂片显示出与脂肪组织成分类似的、有明显肿胀的组织细胞的、大量不规则的组织成分。在背景中可见大量炎症细胞。（涂片，巴氏染色）

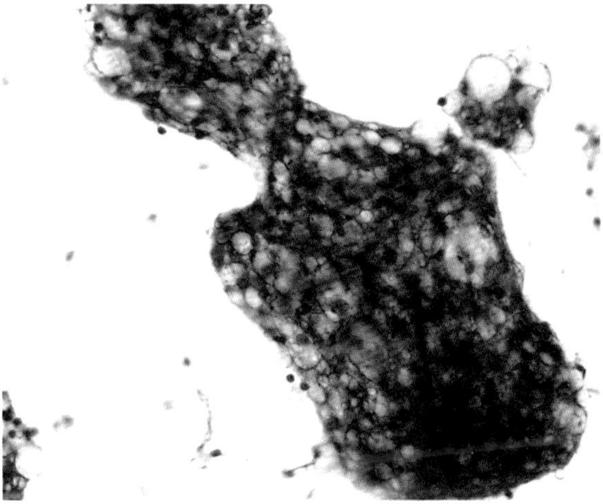

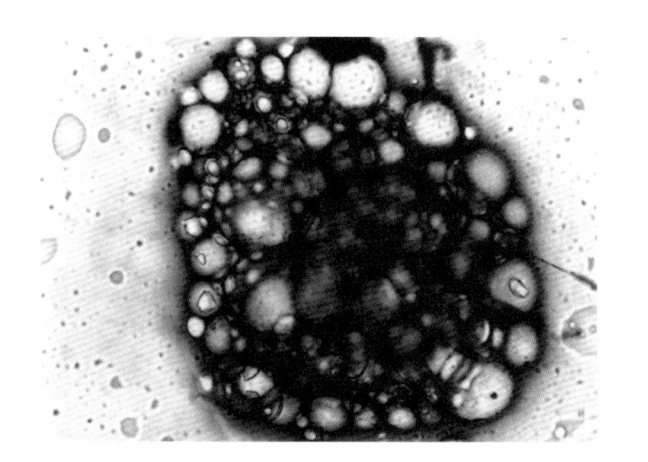

图 2.9　硅胶性乳腺炎。一大簇紧密重叠的组织细胞。胞浆空亮，是因为其内存在的硅胶物质使细胞明显肿胀。(涂片，巴氏染色)

图 2.10　硅胶性乳腺炎。高倍镜下显示存在于组织细胞的胞浆中的、淡黄色的具有折光性硅胶物质。(涂片，Diff-Quik 染色)

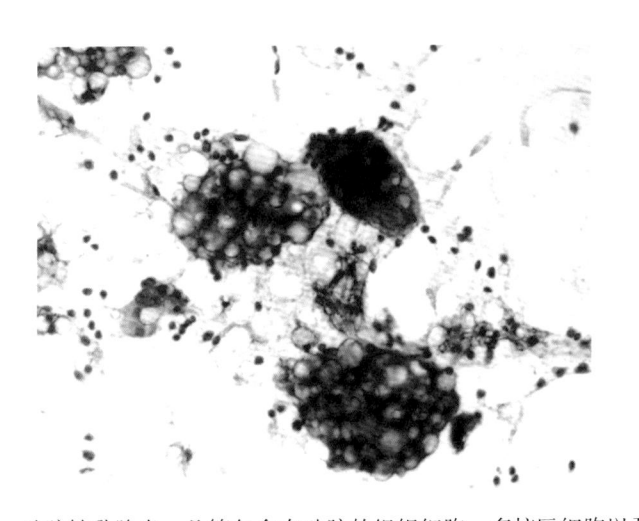

图 2.11 硅胶性乳腺炎。几簇包含有硅胶的组织细胞、多核巨细胞以及背景中的淋巴细胞，反映了一种肉芽肿反应。(涂片，巴氏染色)

诊断误区和鉴别诊断

- 脂肪坏死
- 导管癌
- 脂肪瘤

脂肪坏死和组织血肿

临床特征

- 由创伤引起的炎症反应
- 有或没有明确的创伤史
- 乳腺钼靶影像学上，脂肪坏死后的钙化也可能与肿瘤病程类似
- 可能会导致形成一个质硬的、不规则的、固定的、有痛感

的乳腺肿块

- 不仅临床上和影像学上与乳腺癌类似，而且细胞病理学上也可以
- 如果损伤的病史久远或者患者未能回忆起来，就可能造成诊断的困难

细胞形态学特征

（图 2.12 至 2.17）

- 细胞密集度稀疏（因为有大量的炎症细胞、组织细胞和内皮增生，很少见到涂片富于细胞）
- 有大量含有泡沫或含铁血黄素的巨噬细胞，淋巴细胞、浆细胞、成纤维细胞、纤维组织碎片以及新生血管
- 可见退变的 / 坏死脂肪细胞 / 空泡，经常伴有钙化物碎片和污浊的颗粒状背景，以及噬脂细胞
- 偶尔可见多核异物巨细胞
- 有"鸡爪样"或分支状毛细血管，经常有增生的成纤维细胞
- 上皮样的组织细胞可能被过度诊断为恶行上皮细胞，因为有明显的反应性异型性存在，涂片上存在的导管上皮细胞片也可能被过高诊断
- 脂肪坏死所致的反应性上皮异型性可能会导致假阳性的"癌"的诊断

诊断误区和鉴别诊断

- 导管癌

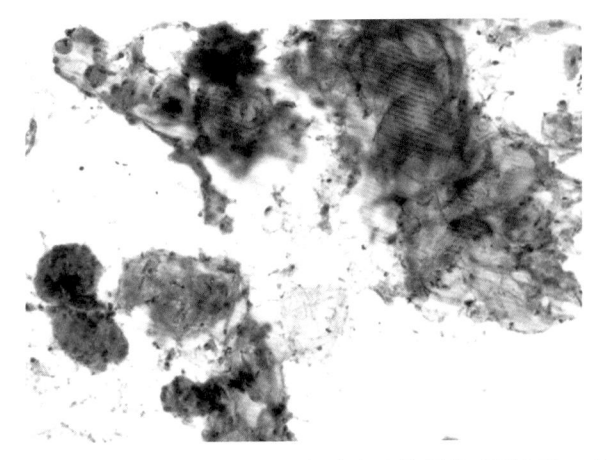

图 2.12　脂肪坏死。退变的脂肪、组织细胞和多核异物型巨细胞。（涂片，巴氏染色）

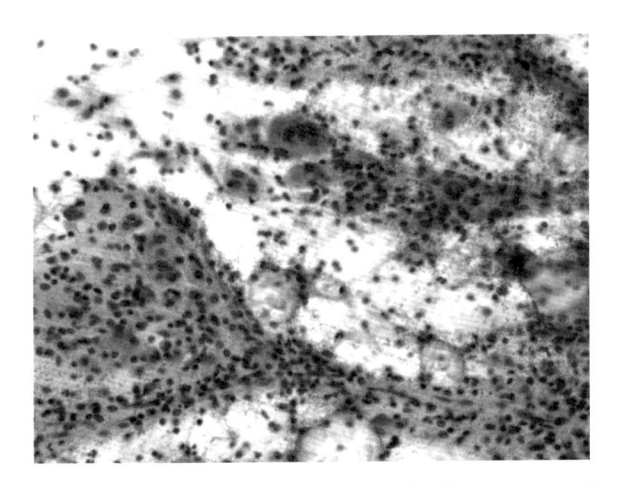

图 2.13　脂肪坏死。富于细胞的涂片显示了退变的脂肪、慢性炎症细胞和多核组织细胞。大量纤细的毛细血管反映了有肉芽组织形成。(涂片,巴氏染色)

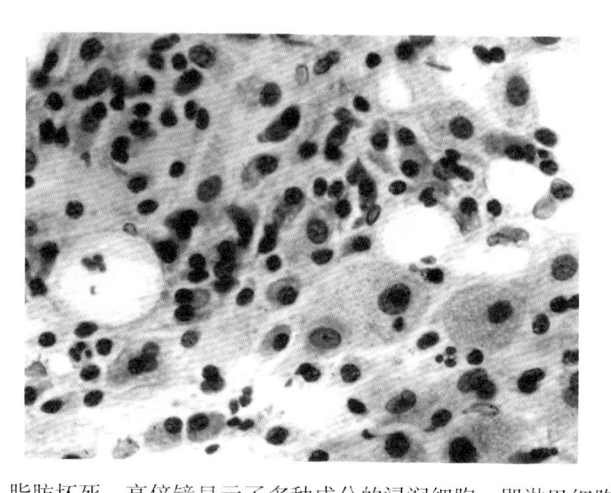

图 2.14　脂肪坏死。高倍镜显示了多种成分的浸润细胞，即淋巴细胞、浆细胞、内皮细胞和"泡沫样巨噬细胞"。（涂片，巴氏染色）

图 2.15　脂肪坏死。高倍镜显示了退变的脂肪，一堆紧密聚集的炎症细胞、组织细胞和多核巨细胞的紧密聚合。（涂片，巴氏染色）

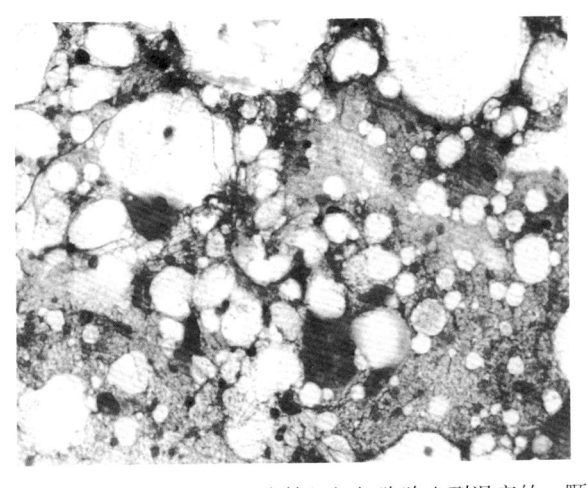

图 2.16 脂肪坏死。高倍镜显示了小簇组织细胞陷入到退变的、颗粒状背景中。小心不要把这些细胞误认为是浸润的癌细胞。(涂片，Diff-Quik 染色)

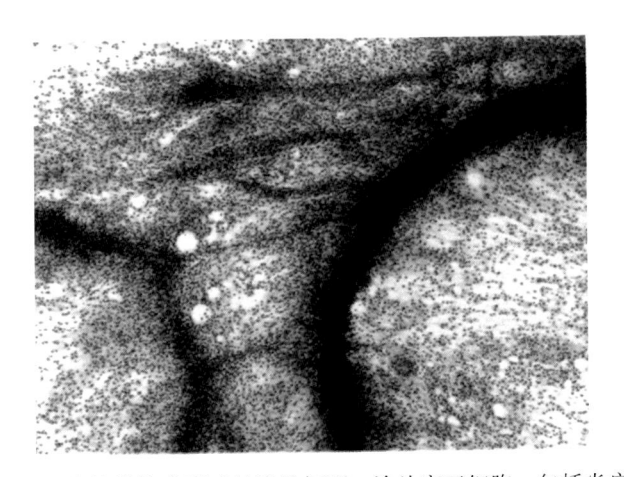

图 2.17 伴机化性错构瘤形成的脂肪坏死。涂片富于细胞，包括炎症细胞、组织细胞和增生的内皮细胞，这些都是肉芽组织形成常见的伴随成分。(涂片，巴氏染色)

黏液囊肿样病变

临床特征

- 罕见病变，通常很小，在 FNA 时通常存在诊断疑问（需要与黏液腺癌鉴别）
- 经常伴有纤维囊性改变，被认为是来源于破裂的黏液囊肿进入到乳腺间质组织内所致

细胞形态学特征

（图 2.18 至 2.19）

- 涂片细胞稀少
- 上皮细胞片小，形态一致、缺乏异型性
- 可见大量的黏液背景
- 有数量不等的组织细胞
- 偶尔可见裸核肌上皮细胞

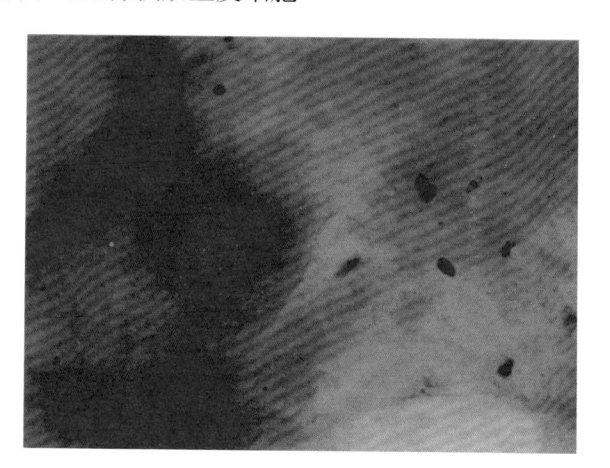

图 2.18 黏液囊肿。厚重的、大量的黏液背景中含有稀少的巨噬细胞。这种病变缺乏导管上皮，这是与高分化黏液癌鉴别的一个有用的特征。(涂片，Diff-Quik 染色)

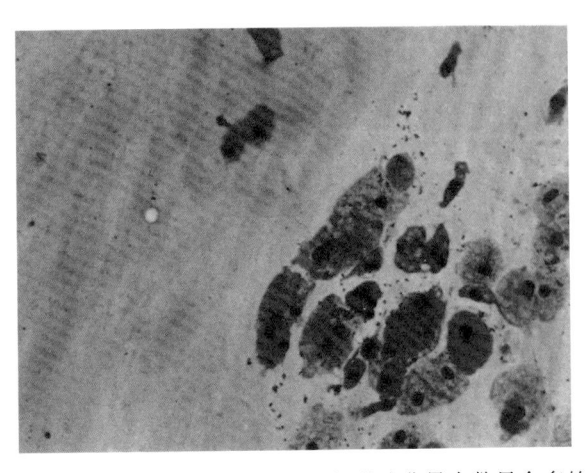

图 2.19　黏液囊肿。高倍镜显示了在厚重的黏液背景中数量众多的含有黏液的巨噬细胞。（涂片，Diff-Quik 染色）

诊断误区和鉴别诊断

- 胶样癌

放射所致的改变

临床特征

- 放射所致的改变并不少见，因为大部分患者会接受保乳治疗，其中可能就包括了辅助放疗
- 放射的效应不仅见于残存的癌细胞，也可见于非肿瘤性的乳腺组织

细胞形态学特征

（图 2.20）

- 涂片通常细胞稀少

图 2.20　放射性异型性。部分完整的乳腺小叶有显著增大的、异形的核，并有大核仁。患者有导管癌放射治疗的病史。尽管形态学改变十分异型，以至于呈现出小叶癌特点，但是如果患者之前接受过乳腺癌切除术，该类病例需要谨慎判读。(涂片，巴氏染色)

- 上皮细胞片小，通常是小叶成分，伴有明显的细胞异型性（胞浆空泡状、细胞核增大、核仁明显）和退变
- 有淋巴单核细胞浸润
- 脂肪坏死罕见（除非是近期接受手术或活检的）
- 如果异型性明显,在穿刺中可能造成错误的假阳性的"癌"的诊断

诊断误区和鉴别诊断

- 非典型性小叶增生
- 导管或小叶癌

胶原小体病

胶原小体病是一种罕见的病变，在 1987 年首次被报道，特点是存在独特的无定形物质小体，在组织学和细胞学上与腺样囊性癌类似。

临床特征

- 通常是显微镜下偶然发现，常常伴发乳腺良性增生性病变，例如硬化性腺病、放射状瘢痕和导管内乳头状瘤
- 可以是单灶或者多灶

细胞形态学特征

(图 2.21 至 2.25)

- 涂片细胞密度中等，伴有单层的上皮细胞片，常有小灶的分支状乳头结构
- 异染性"玻璃样"小体（在 Diff-Quik 染色中），呈浅绿色、朦胧的半透明状（在巴氏染色中），通常由结构良好、形态单一的导管上皮细胞包绕
- 更高的放大倍数可以显示出小体的纤维丝状结构，经常大小不一
- 没有明显的细胞异型性，周围的上皮缺乏基底细胞特点
- 偶尔可见乳头状导管上皮细胞片，或良性乳头状瘤的相关改变
- 因与腺样囊性癌的在诊断上的混淆，使其在 FNA 时容易造成假阳性的"癌"的诊断

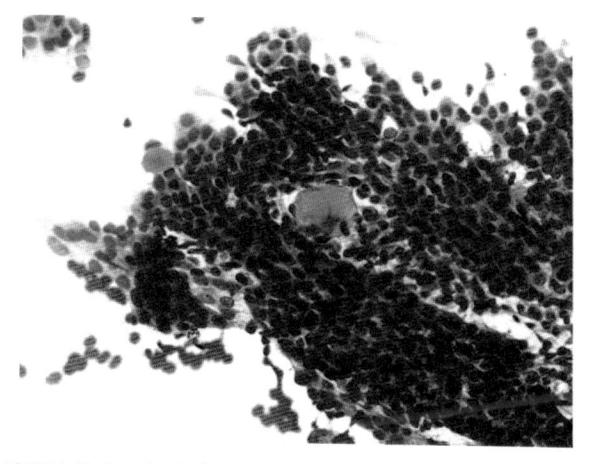

图 2.21　胶原小体病。细胞涂片有浓染、拥挤的导管上皮。可见两个清晰的淡绿色小球样结构。(涂片，巴氏染色)

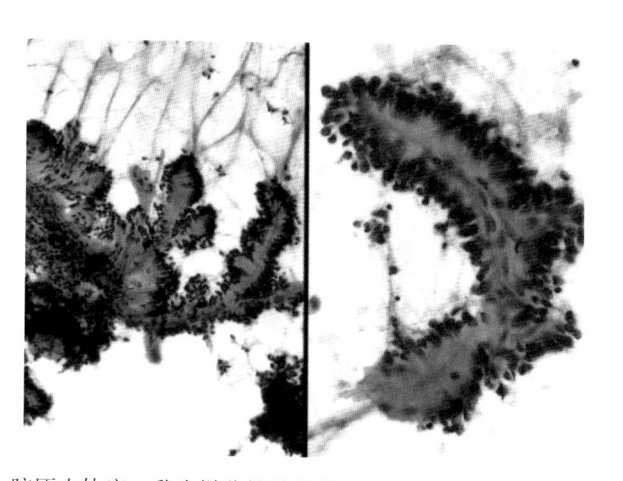

图 2.22　胶原小体病。乳头样分枝状条索，为淡绿色的圆柱结构伴增生的导管上皮排列于周边。注意在淡绿色物质中存在有间质的细胞核，这一特征通常有助于鉴别胶原小体病和腺样囊性癌。(涂片，巴氏染色)

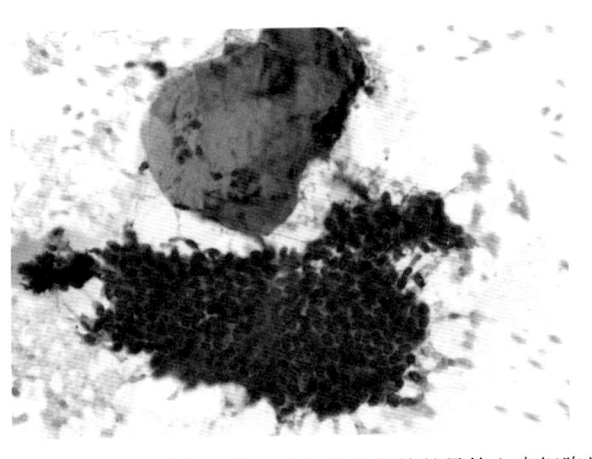

图 2.23 胶原小体病。高倍镜下见一个浓染的拥挤的导管上皮细胞片，和与之相邻的淡绿色境界清晰的小球状的结构。这一形态学与腺样囊性癌的鉴别可能极其困难。(涂片，巴氏染色)

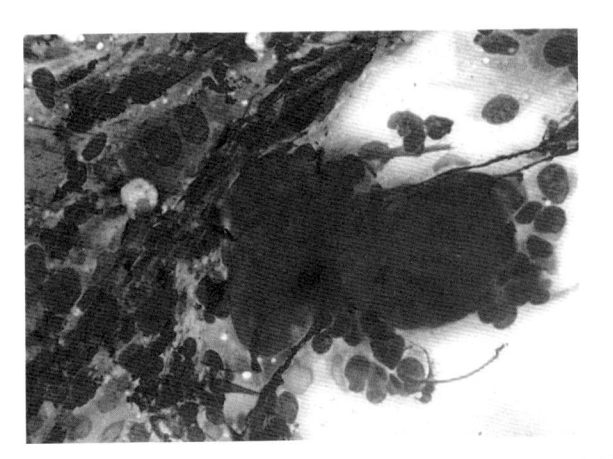

图 2.24 胶原小体病。异染小体的高倍镜，与腺样囊性癌类似。背景中存在的松散黏聚的导管上皮细胞，使之成为一个极其危险的细胞形态学判读。其他有关特征的存在（如乳头状瘤病和硬化性腺病）常常有助于诊断胶原小体病。(涂片，Diff-Quik 染色)

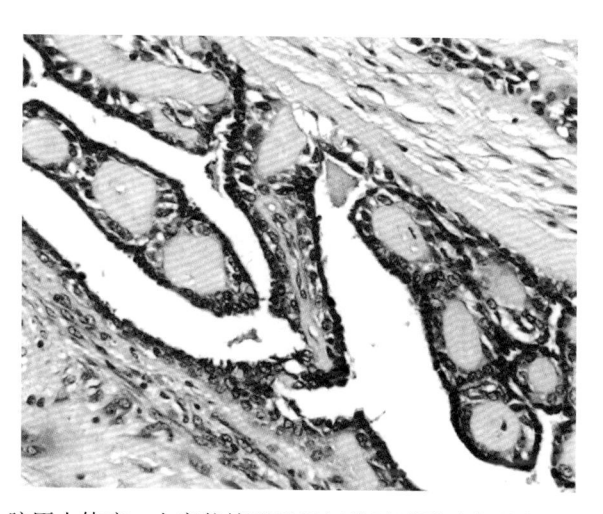

图 2.25 胶原小体病。在高倍镜下组织切片显示了无定形小球样结构的来源，在这种疾病的细针穿刺涂片中可见到该类结构。注意存在与这些淡染的嗜酸性结构周围围绕的肌上皮细胞。(组织切片，HE 染色)

诊断误区和鉴别诊断

- 腺样囊性癌
- 原位导管癌，筛样型
- 乳腺腺肌上皮瘤，管状亚型

孕期/哺乳期改变及哺乳期腺瘤

临床特征

- 这类改变和腺瘤很少遇到
- 细针吸取区分哺乳期改变或哺乳期腺瘤比较困难（在如有可能的情况下）
- 这种病变可能导致错误的"癌"的假阳性诊断，因为其有异型的细胞形态学特征。当遇到年轻患者要诊断癌时，应该求证怀孕或哺乳的详细临床病史

细胞形态学特征

(图 2.26 至 2.30)

- FNA 涂片呈现出高细胞密度
- 松散排列的导管抑或是比较常见的小叶上皮细胞片
- 在哺乳期腺瘤中有较完整的小叶碎片，常伴有明显的分泌改变（胞浆内空泡），以及明显的外层肌上皮细胞层
- 常见大的细胞，有明显的核仁和"泡沫样"胞浆；胞浆极其容易破裂、纤细脆弱
- 背景中有大量的圆形裸核（上皮细胞核），常常有明显的核仁
- 大量的炎症细胞（多数是成熟的异形性淋巴细胞）及个别巨噬细胞
- 涂片背景呈蛋白质样或"泡沫样"的，经常因出血造成细胞细节模糊

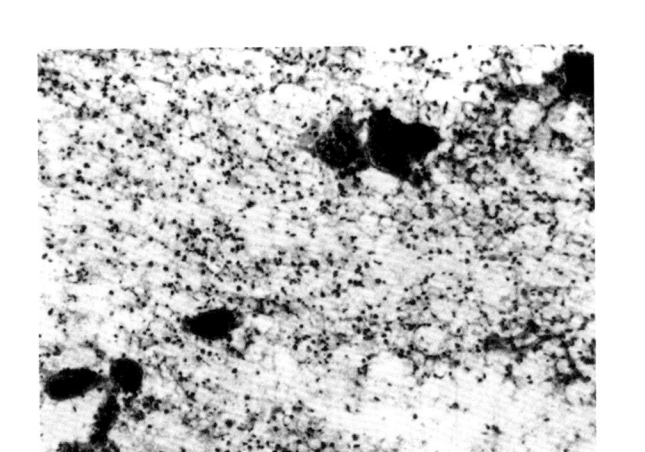

图 2.26 哺乳期改变。富于细胞的涂片主要由增大的乳腺小叶和背景中大量的混合炎细胞组成。这些发现可能会令人担忧而导致误诊为异型增生或者是癌。（涂片，巴氏染色）

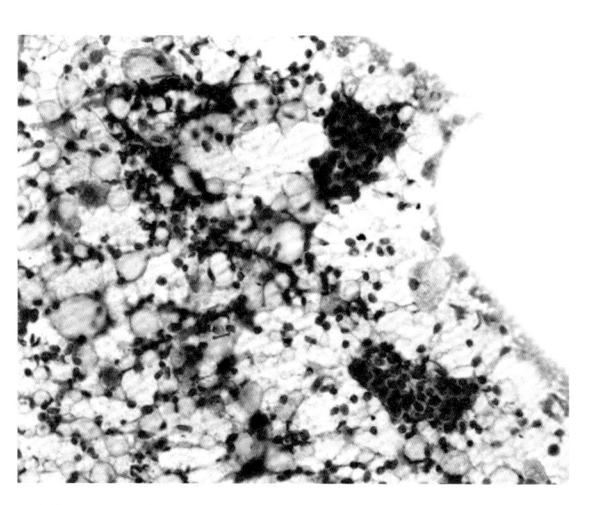

图 2.27　哺乳期改变。富于细胞的涂片，在高倍镜下显示部分破坏的小叶，伴有增大的浓染的细胞核。除了淋巴细胞、组织细胞和数量众多的大脂泡外，背景中还有大量裸露的小叶细胞的核。（涂片，巴氏染色）

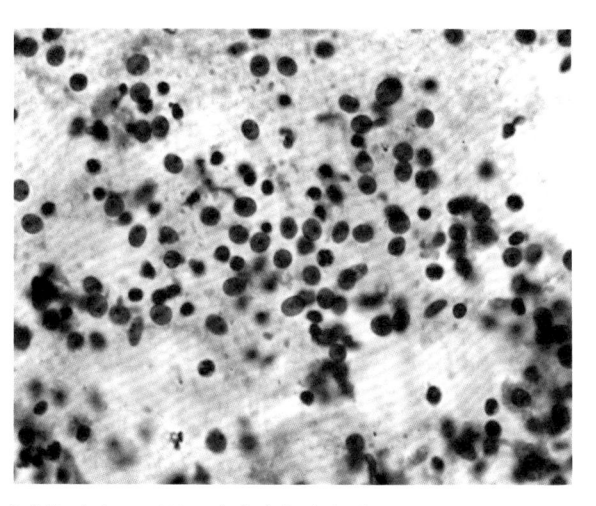

图 2.28　哺乳期改变。可见一个完全解离的小叶细胞的裸核细胞团以及伴有的混合炎细胞。出现明显的核仁对于小叶癌来说并不常见。当处理来自年轻孕妇或哺乳期患者的细针吸取标本时，观察者对异型性或癌的判读应该采用更高的诊断标准。（涂片，巴氏染色）

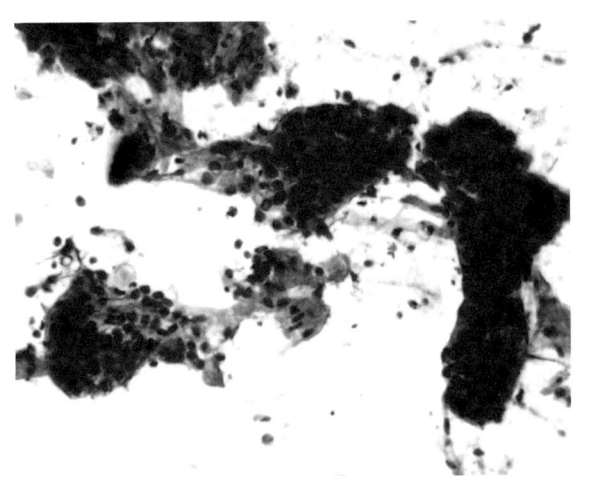

图 2.29 哺乳期改变。完整的乳腺小叶肿大，伴有上皮细胞增大和核深染。注意在这些小叶结构周围有界限清晰的肌上皮细胞层。对这种细针吸取标本如果不仔细观察的话，就会造成假阳性，诊断为小叶癌。(涂片，巴氏染色)

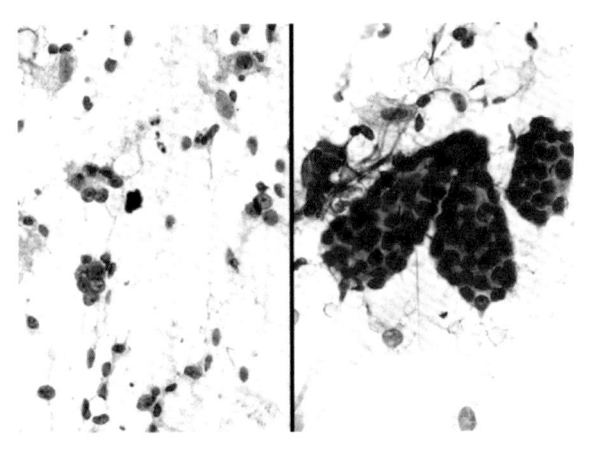

图 2.30 哺乳期改变。在左侧的高倍镜显示了细胞学的异型性，弥散的小叶细胞呈现为裸核，伴有明显的核仁。背景呈颗粒状，偶尔可见脂泡。对于这样的病例，与小叶癌的鉴别可能非常困难。右侧的病例显示出相似的细胞，但是它们具有更为完整的小叶。(涂片，巴氏染色)

诊断误区和鉴别诊断

- 积乳囊肿
- 纤维腺瘤、管状腺瘤
- 异型导管增生，小叶异型增生
- 导管癌，抑或是更常见的小叶癌
- 非霍奇金淋巴瘤

男性乳腺发育症

男性乳腺肿块是罕见的病理发现。因为很少做检测，所以在细针吸取细胞学方面的经验有限（男性乳腺 FNA 仅占全部的 1.4% ~ 7.3%）。尽管如此，男性乳腺 FNA 仍被认为是一项高度敏感的（95.3%）和高度特异的（100%）诊断性操作。男性乳腺发育症被定义为由于导管上皮细胞和间质成分的肥大和增生而引起的男性乳腺增大。尽管致病因素可能不同，但基本上都是由于雌激素活性相对增高，雄激素活性下降，或两者叠加引起的。

临床特征

- 通常位于乳晕区
- 临床上是单侧或双侧，质软并且常常为疼痛的肿块，在触诊时呈扁平的"盘状"
- 发病高峰年龄呈双峰分布（青少年和成人——经常是 60 岁阶段）
- 在接受抗病毒治疗的 HIV 阳性患者中，近年来发现其发病率更高

细胞形态学特征

（图 2.31 至 2.34）

- 细胞密集度不等，通常多是中等量的（但是细胞密度也常稀疏，因为该种病变有纤维化的特性，并且由于病变常常质软，穿刺吸取时患者多感到不适）
- 大片黏聚性的导管上皮细胞片，常常呈乳头状或平坦的单层片状；常常可以见到明显的筛样结构
- 局灶乃至成片的上皮细胞异型，有时有相当明显的细胞的拥挤、核大及明显的核仁
- 少量背景中散在的裸核肌上皮
- 异型的单个散在的上皮细胞罕见（当区分男性乳腺发育症与男性乳腺导管癌时，是非常有用的特征）
- 偶尔有异染的间质 / 纤维组织碎片（可能显示出与纤维腺瘤类似的、虚假的双相性）

图 2.31　男性乳腺发育症。一大片增生的导管上皮具有模糊的乳头状和筛状结构。注意背景中有大量裸核肌上皮细胞。（涂片，巴氏染色）

图 2.32 男性乳腺发育症。一个由黏聚性增生的导管上皮和黏液样间质所组成的双相的结构。背景中可以见到大量的肌上皮细胞。(涂片，Diff-Quik 染色)

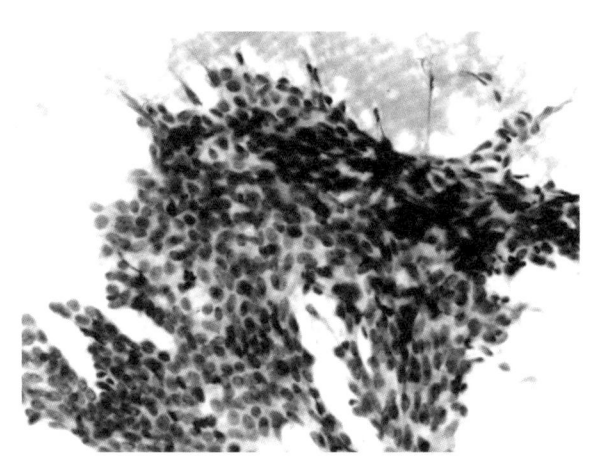

图 2.33 男性乳腺发育症。一片异型的导管上皮细胞片，有大而拥挤的核。对这样的病例，整张切片中缺少单个弥散的上皮细胞有助于除外癌。(涂片，巴氏染色)

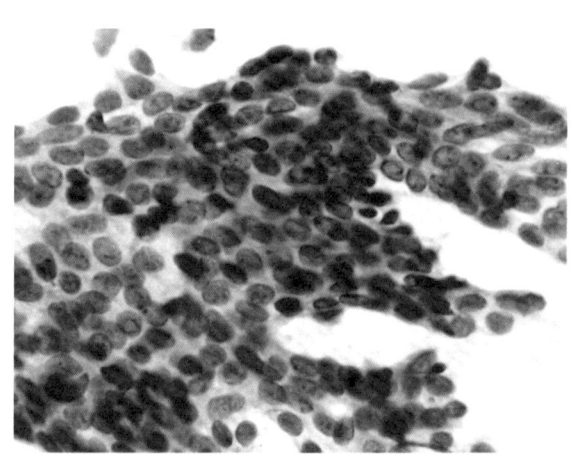

图 2.34 男性乳腺发育症。一个导管上皮细胞碎片的高倍镜，显示了大而拥挤的核，并偶尔可见肌上皮细胞。男性乳腺吸取标本中异型或癌的诊断应该有更高的诊断标准，因为这类病变多有明显的细胞异型性且男性乳腺癌罕见。(涂片，巴氏染色)

诊断误区和鉴别诊断

- 导管癌
- 异型导管增生
- 转移性肿瘤（最常见的是肺腺癌）
- 纤维腺瘤（这种可能性罕有，提起是因为在男性乳腺发育症中经常有的双相特点。男性乳腺发育症涂片在 Diff-Quik 染色中经常见到的松散的异间质通常来源于黏液性改变，经常见于这类病变的导管周围区域）
- 男性乳腺癌（因为男性乳腺的癌症极其罕见，所以应当首先除外它，这是非常关键的，因为男性乳腺发育症可能拥有明显的上皮细胞异型性。当处理男性乳腺吸取标本时，对癌的诊断应该有更高的标准。男性乳腺癌几乎都是导管癌，显示出更大的异型性、较小的组织碎片、更多的单个散在细胞，并且完全缺少裸核肌上皮（图 2.35 至 2.36））。

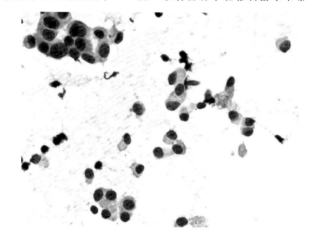

图 2.36 发生在男性乳腺中的导管瘤。图 2.35 中肿瘤性的细胞很饱满，起源于大而异型的、黏染的细胞核，偶尔分布于胞浆内，可能呈浆细胞样形态。(涂片，巴氏染色)

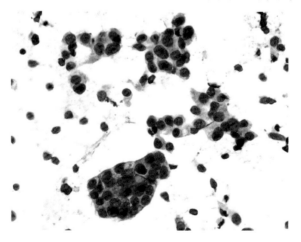

图 2.35 发生在男性乳腺中的导管瘤。(涂片，巴氏染色)

炎性肌纤维母细胞肿瘤

炎性肌纤维母细胞肿瘤是一种不常见的良性肿瘤样病变，很少发生在乳腺。在乳腺这种病变与更为常见的肺部相应的肿瘤类似。在对肌纤维母细胞瘤行乳腺细胞吸取方面的经验极其有限。

临床特征

- 在大多数人体器官内都可以见到炎性肌纤维母细胞肿瘤
- 临床和影像学研究中，它可能被考虑为原发性乳腺癌
- 并没有已知感染的系统性或全身性症状
- 这种罕见的病变被许多同义词表述：炎性假瘤、浆细胞肉芽肿、炎性肌纤维母细胞肿瘤、纤维黄色瘤等
- 一小部分病例显示出了肿瘤性的分子和染色体的证据。但大多数病变被认为与感染性病因有关
- 在一些病例中可以见到 ALK 蛋白的免疫学上表达，是由于累及 2p23 位点的染色体易位造成的

细胞形态学特征

- 一种肌纤维母细胞增生性病变
- 细胞性穿刺物稀少
- 具有良性的细胞学特征，具有异型性的细胞群，其大多数为慢性炎症细胞，附加组织细胞和梭形的成纤维细胞（或肌纤维母细胞）
- 可能存在良性特点的导管上皮以及结缔组织成分
- 部分特点可能与脂肪坏死类似
- 经常可以见到血管内皮细胞增生
- 组织细胞和梭形细胞可能有结构清晰的核内包涵体
- 无肉芽肿

诊断误区和鉴别诊断

- 肉芽肿性乳腺炎
- 脂肪坏死
- 颗粒细胞瘤
- 纤维瘤病
- 化生性癌
- 肌纤维母细胞瘤

原发性淀粉样肿瘤

临床特征

- 原发性淀粉样肿瘤是一种罕见的非肿瘤性病变
- 临床和影像学的结果经常是不肯定的，因此必须进行 FNA
- 乳腺可以是作为累及单一的器官特殊性表现，也可以是作为系统性淀粉样变的一部分
- 患者常常缺乏淀粉样变、单克隆性免疫球蛋白病或浆细胞病的临床或病理证据

细胞形态学特征

- 细胞稀少
- 聚集有大小不等的、有双折光性的、高密度的、不规则非晶体物质，部分内嵌有淋巴单核细胞的细胞核
- 蜡样玻璃样变的特点在巴氏染色中更为突出，此时呈现为淡绿色或蓝色
- 有大量的淋巴细胞背景
- 偶尔有多核巨细胞

- 刚果红反应阳性并伴苹果绿色的双折光性具有诊断意义

诊断误区和鉴别诊断

- 腺样囊性癌
- 软骨样汗管瘤

假血管瘤样间质增生

假血管瘤样间质增生是一种良性成纤维细胞或肌纤维母细胞性的间质病变，伴有明确表述的组织学表型，特点是在一个经常是密集的玻璃样变性的间质中，形成数量众多的吻合性裂隙样空腔。它大致上类似于低级别血管肿瘤，因此得名"假血管瘤样"。

临床特征

- 假血管瘤样间质增生可以表现为一种界限清晰的非钙化的、均质的结节样肿块，或者更为常见情况是与其他乳腺病变并存（男性乳腺发育、错构瘤等）
- 部分病例被证明是与激素相关的
- 这种增生最常见于绝经前妇女和绝经后接受激素替代治疗的妇女中，部分病例在月经期有大小的变化
- 假血管瘤样间质中增生的肌纤维母细胞免疫学上表达激素受体（特别是孕激素）
- 这种增生生长缓慢，罕见情况下其在免疫低下患者中被报道过可快速生长
- 在多数病例中局部切除即可治愈
- 它的确切本质并不清楚，因为部分病例切除后有局部复发，可能与潜在的肿瘤发展相关

细胞形态学特征

- 吸取物通常稀少而且大部分没有诊断意义（因为间质的玻璃样变性）
- 当诊断时，涂片细胞很少并且呈现出黏聚的良性特点的导管细胞片，常呈平铺片状，很少见到"纤维腺瘤样"的分叉状结构
- 罕见良性特点的梭形细胞
- 大量单个散在的双极裸核
- 两极均一的梭形细胞
- 缺乏细胞的疏松间质组织片或纤维性间质
- 无细胞异型性，没有核分裂

诊断误区和鉴别诊断

- 纤维腺瘤
- 分叶状肿瘤
- 肌纤维母细胞瘤
- 化生性癌

反应性梭形细胞结节

反应性梭形细胞结节是少见的良性非肿瘤性病变，可由 FNA 操作而引起。对特定乳腺病变的吸取损伤所引起的局灶肌纤维母细胞增生，提示这种活跃的反应性应答可能是反应性梭形细胞结节的一种病因。

临床特征

- 多数表现为无包膜的微小结节，尺寸大者可至 10mm
- 有趣的是，可以见到多数反应性梭形细胞结节伴有乳头状

和复杂性硬化性乳腺病变

细胞形态学特征

- 形态学上，乳腺中的这种病变与甲状腺、唾液腺和膀胱中的这类病变相似
- 涂片可显示梭形细胞有轻度异型性
- 可见纤细的分叉状的（arborizing）毛细血管
- 可见炎症细胞和巨噬细胞
- 免疫学上表达平滑肌标记物对诊断有帮助

诊断误区和鉴别诊断

- 肌纤维母细胞瘤
- 假血管瘤样间质增生
- 化生性癌

选择性阅读

1. Allen EA, Parwani AV, Siddiqui MT, Clark DP, Ali SZ: Cytopathologic findings in breast masses in men with HIV infection. Acta Cytol 2003, 47:183-187.

2. Bardales RH & Stanley MW. Benign spindle and inflammatory lesions of the breast: diagnosis by fine-needle aspiration. Diagn Cytopathol. 1995;12: 126-130.

3. Dodd LG, Sneige N, Reece GP & Fornage B Fine-needle aspiration cytology of silicone granulomas in the augmented breast. Diagn Cytopathol. 1993;9: 498-502.

4. Filomena CA, Jordan AG & Ehya H. Needle aspiration cytology of the irradiated breast. Diagn Cytopathol. 1992;8: 327-332.

5. Jain S, Gupta S, Kumar N & Sodhani P Extracellular hyaline material in association with other cytologic features in aspirates from collagenous spherulosis and adenoid cystic carcinoma of the breast. Acta Cytol. 2003;47: 381-386.

6. Jain S, Kumar N, Sodhani P & Gupta S Cytology of collagenous spherulosis of the breast: a diagnostic dilemma--report of three cases. Cytopathology. 2002;13: 116-120.

7. Kumarasinghe MP Cytology of granulomatous mastitis. Acta Cytol. 1997;41: 727-730.

8. Siddiqui MT, Zakowski MF, Ashfaq R, Ali SZ: Breast masses in males: multi-institutional experience on fine-needle aspiration. Diagn Cytopathol 2002, 26:87-91.

9. Silverman JF, Lannin DR, Unverferth M & Norris HT Fine needle aspiration cytology of subareolar abscess of the breast. Spectrum of cytomorphologic findings and potential diagnostic pitfalls. Acta Cytol. 1986;30: 413-419.

（孙　磊译　王　鹏校）

第三章
良性和交界性肿瘤

纤维腺瘤

纤维腺瘤是发生于青春期和成年年青女性中最为常见的良性肿瘤，典型的发病年龄介于 20 ~ 35 岁之间。在青春期之前和绝经之后罕见，并且在妊娠期和哺乳期生长速度加快。

临床特征

- 纤维腺瘤通常为单发、质硬、孤立且境界清楚的结节（直径通常为 2 ~ 3cm），在乳腺中活动度良好
- 在同侧甚至是对侧乳腺中，可见多发性病变
- 它是一种纤维上皮性肿瘤，具有双向分化的形态特点
- 临床上和影像学上容易与乳腺的囊肿或乳腺内的淋巴结相混淆
- 有报道罕见情况下在纤维腺瘤内也可以发生癌（通常为原位或浸润性小叶癌）

细胞形态学特征

（图 3.1 至 3.8）

- 大体检查，细针吸取物呈现为黏液样或黏稠状，常阻塞穿刺针芯
- 涂片常常富于细胞，伴有特征性的双向分化的形态特点（上皮成分和间叶/间质成分）
- 上皮成分呈现出黏聚的、通常为结构良好的导管型上皮所

组成的、单层排列的片状，常常伴有折叠以及分支所形成的"乳头状"结构（"鹿角样"），甚至是小管样结构

- 大部分病例可见分散于涂片背景上的双极裸核肌上皮细胞的细胞核。这就是所谓的"稻谷样"（rice grain）形态，在巴氏染色的涂片更易显现
- 也可存在多少不等的细胞纤维性间质成分
- 也可见软骨黏液样的间质，在 Diff-Quik 染色中常呈现为鲜艳异染性的或紫红色的外观，但在巴氏染色中相对不明显（暗绿色）
- 幼年性纤维腺瘤更易出现单一的形态，其多数为大的上皮样细胞片，由均质淡染的柱状上皮所组成。乳头状结构是其显著的特征之一
- 少见的特点包括：明显的上皮异型性（细胞核的增大、拥挤排列、异型性和明显的核仁）、顶浆分泌和泡沫细胞的出现、明显的黏液样变性、多核巨细胞以及缺少间质成分（图 3.5 至 3.8）

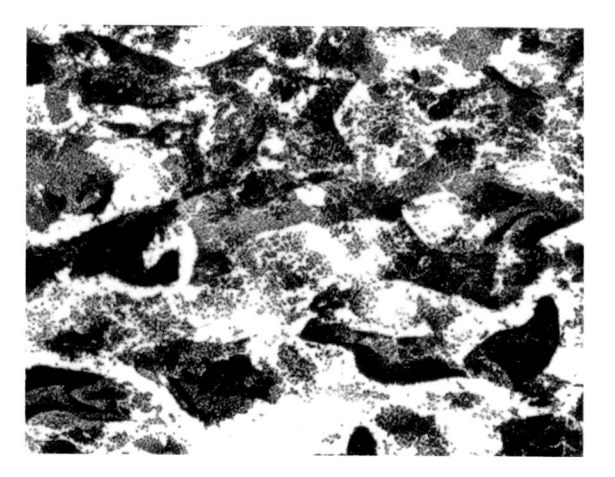

图 3.1　纤维腺瘤。本例显示出在此类肿瘤中可能见到的其富于细胞的程度。有大量分枝状的导管上皮细胞片与背景中的肌上皮相混杂。(涂片,巴氏染色)

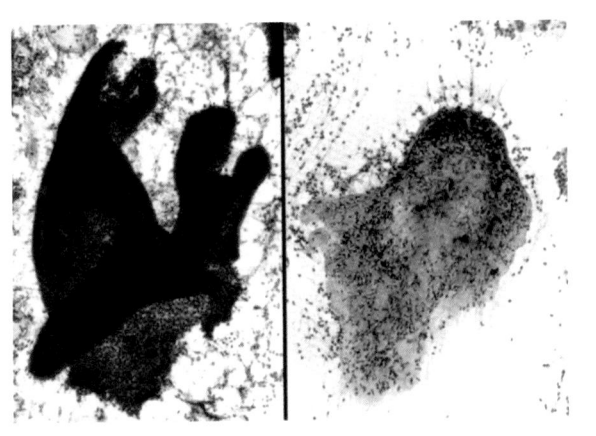

图 3.2 纤维腺瘤。左侧可见分枝状的导管上皮细胞片伴有特征性的"鹿角样"外观。右侧可见间充质的团块，伴有间质细胞的增生和丰富的肌上皮细胞。(涂片，巴氏染色)

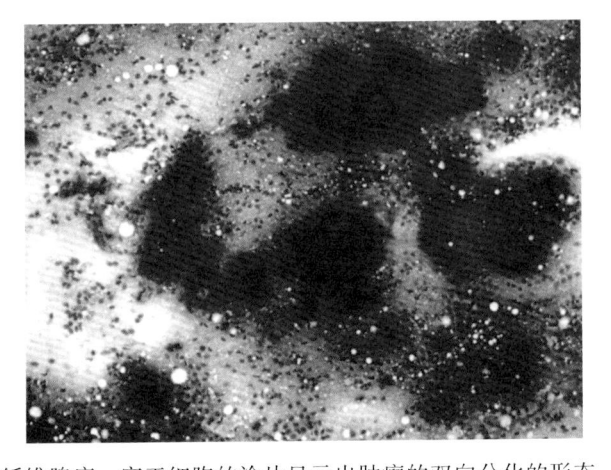

图 3.3 纤维腺瘤。富于细胞的涂片显示出肿瘤的双向分化的形态。涂片可见导管上皮细胞片，包括有纺锤样间充质细胞核的、鲜艳的紫红色间质，以及背景中丰富的裸核肌上皮细胞。(涂片，Diff-Quik 染色)

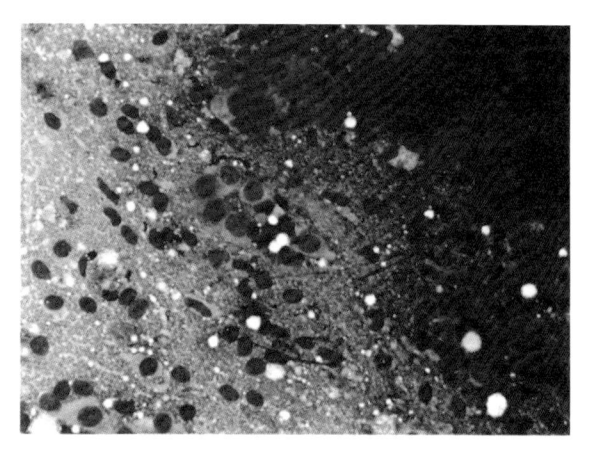

图 3.4　纤维腺瘤。高倍镜可见导管上皮拥有增大、拥挤的细胞核，颗粒状、紫红色间质成分和裸核肌上皮细胞。（涂片，Diff-Quik 染色）

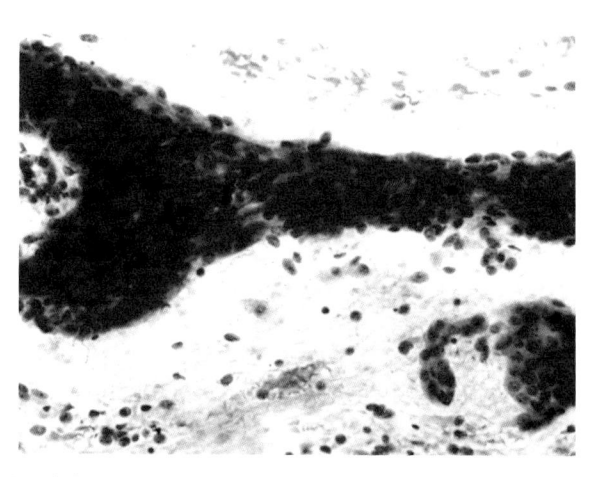

图 3.5　纤维腺瘤。分枝管状结构可能会与高分化的小管癌相混淆。然而，背景中出现丰富的裸核肌上皮细胞，对于除外恶性非常有帮助。（涂片，巴氏染色）

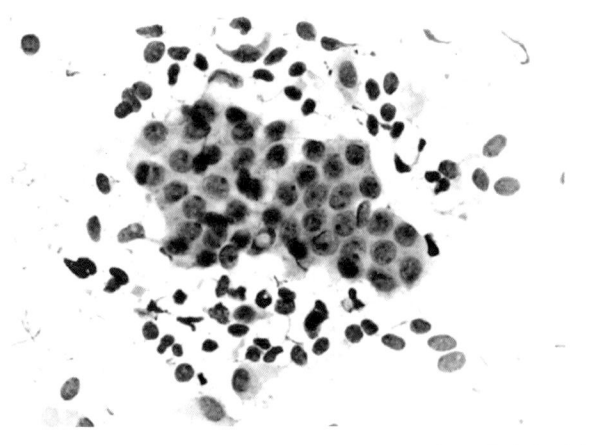

图 3.6 纤维腺瘤。高倍镜可见导管上皮细胞的异型性，伴有细胞核的增大和偶尔可见的明显的核仁。在背景中可见大量的裸核肌上皮细胞。纤维腺瘤的诊断主要依靠在低倍镜下辨认出典型的细胞学结构。在这类肿瘤中常出现相当程度的细胞异型性，并且当在高倍镜下评估纤维腺瘤的细针吸取物时更容易造成诊断困难。（涂片，巴氏染色）

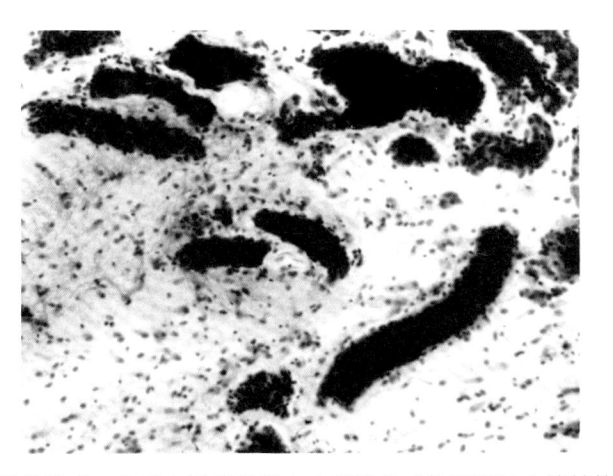

图 3.7 纤维腺瘤。大量由异型导管上皮细胞构成的清晰的小管结构，与小管癌相似。然而，大量的肌上皮细胞的出现对准确诊断这类病变为良性非常有帮助。（涂片，巴氏染色）

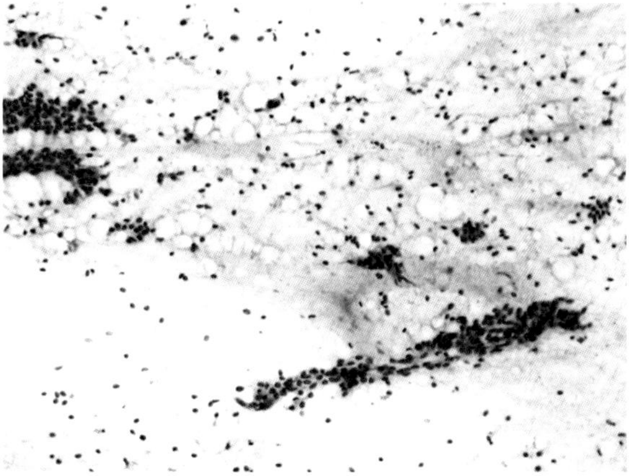

图 3.8 纤维腺瘤。在这类肿瘤中很少出现丰富的黏液，这可能造成与黏液癌在诊断上的混淆。然而，缺乏明显的恶性上皮特点和存在丰富的肌上皮成分，可以除外癌症。在这类病例中，黏液的来源猜想是源自扩张的腺腔上皮和间质成分的黏液变性。（涂片，巴氏染色）

诊断误区和鉴别诊断

- 异型性导管增生
- 导管内乳头状瘤、乳头状癌
- 分叶状肿瘤
- 低级别导管癌（尤其是小管癌）
- 黏液癌

叶状肿瘤

叶状肿瘤是一种罕见的乳腺纤维上皮性肿瘤，通过异常的间质和细胞成分可以与纤维腺瘤相区别。对于伴有明显的梭形细胞和间质性成分的乳腺病变，它是一种主要的鉴别诊断。尽管大多数叶状肿瘤为良性，偶尔也能遇到低级别的（交界性）和恶性的叶状肿瘤。术前同纤维腺瘤的鉴别（虽然未必都可能）被认为具有临床意义，是由于叶状肿瘤的切除需要保留更充分的阴性切缘，以期避免肿瘤的复发。

临床特点

- 发病率极低，仅占原发性乳腺肿瘤的 0.3% ～ 1%
- 发病高峰年龄较纤维腺瘤明显后移（45 ～ 50 岁）
- 大部分患者表现为单侧缓慢增大的乳腺包块，平均大小为 5cm
- 有 15% ～ 20% 的叶状肿瘤在切除后复发

细胞形态学特征

（图 3.9 至 3.13）

- 涂片富于细胞、呈双向分化，但常常以上皮性成分为主（在良性肿瘤），伴有大片的间质细胞片（"叶状细胞片"），常常呈现为剥离状 / 分支状的结构
- 上皮细胞片常为大片的、折叠状的、外观淡染且黏聚性良好
- 解离的梭形细胞和间叶 / 间质细胞（更常见于恶性的叶状肿瘤），具有丰满的梭形细胞核，并常伴有黏液样或黏液性的间质组织（在 Diff-Quik 染色中呈现异染性）
- 罕见情况下，可见软骨样化生
- 在间叶细胞内偶尔可见核分裂
- 间叶细胞片最常呈现为形态均一细胞，但偶尔也可见明显的异型性（异型的梭形细胞）
- 偶尔可见多核巨细胞、顶浆分泌的导管上皮细胞和泡沫

细胞
- 恶性叶状肿瘤为异常明显的富于细胞性，呈现出以间质成分为主，并伴有更具异型性的、解离的间质细胞（在这类病例中，间质细胞可以呈现为"纤维肉瘤样"或"间质肉瘤样"。此类病例中免疫组化染色 P53 阳性的意义仍有争议）

图 3.9　良性叶状肿瘤。富于细胞的涂片，由大而不规则的导管上皮细胞片、疏松的黏液／黏蛋白间质和丰富的肌上皮细胞构成。通过细胞学形态与纤维腺瘤相鉴别极其困难。（涂片，巴氏染色）

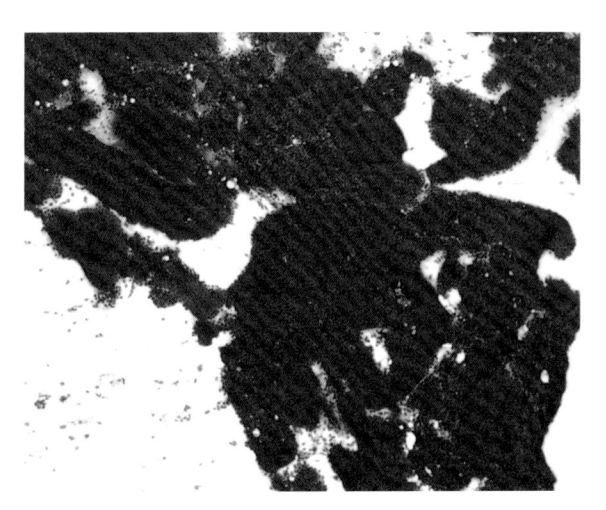

图 3.10 良性叶状肿瘤。富于细胞的涂片，主要由不规则的、分枝状导管上皮构成。一小团黏液样间质位于 11 点钟位置。（涂片，Diff-Quik 染色）

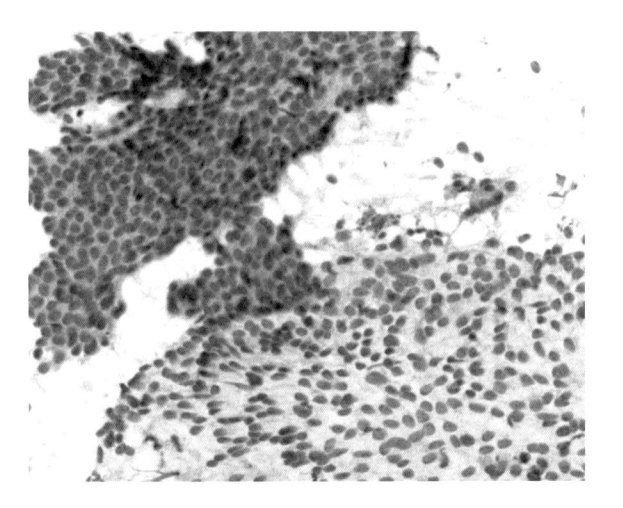

图 3.11 良性叶状肿瘤。高倍镜下显示典型的双相分化的形态。导管上皮成分显示出增大的、在一定程度上密集的细胞核，而间质成分为圆形至椭圆形的、梭形细胞核，镶嵌于疏松的黏液组织中。（涂片，巴氏染色）

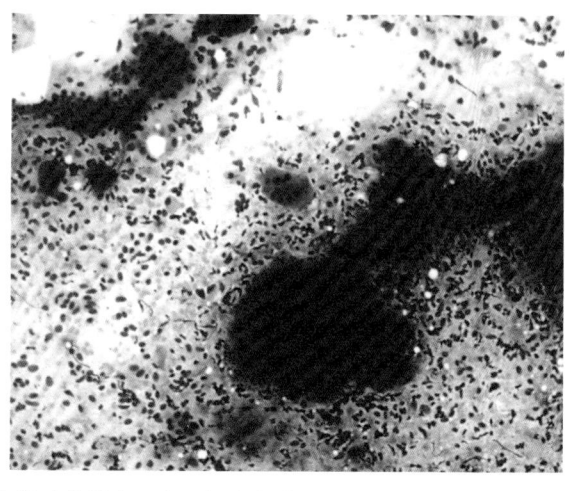

图 3.12　良性叶状肿瘤。富于细胞的涂片，可见密集的导管上皮细胞、间质成分、肌上皮细胞、多核巨细胞和大量单个散在的间质细胞核。（涂片，巴氏染色）

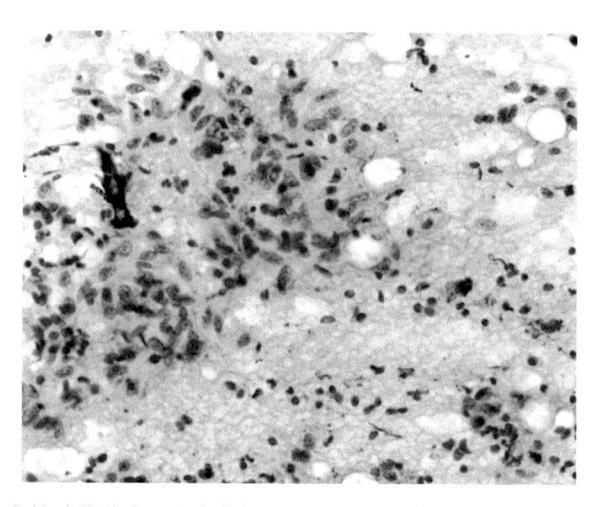

图 3.13　良性叶状肿瘤。在高倍视野下，这些间质成分具有多形性的、梭形的细胞核和大量的裸核肌上皮细胞。（涂片，巴氏染色）

诊断误区和鉴别诊断

- 在吸取活检中纤维腺瘤与叶状肿瘤的鉴别，是根据叶状肿瘤中的间质成分的细胞密度，但不一定总能依靠直观判断来鉴别。病变的大小并非一个可靠的鉴别指标
- 低级别和恶性叶状肿瘤的诊断相当困难。在这类病例中需要仔细地查找细胞的异常核分裂和多形性改变的出现在鉴别中需要考虑其他实性肿瘤，包括纤维瘤病和某些肉瘤
- 偶尔，叶状肿瘤 FNA 可能容易造成误诊——细胞量稀少，缺乏明显的间质细胞成分。如果吸取取材到肿瘤的局灶的玻璃样变或黏液样区域，就有可能发生。因此，这类病变的充分取材应该是采取多点吸取

导管内乳头状瘤 / 乳头状瘤病

乳头状瘤是一种导管起源的良性肿瘤，最常见于乳晕下较大的输乳管。它通常为孤立病变，尽管在周围乳腺内也可见多发性的病灶。双侧发生的肿瘤罕见。导管内增生伴有乳头状结构或"乳头状瘤病"仅是对其表型特点的描述而非特定的类型，这需要与真正的导管内乳头状瘤相区别。更为少见的是，在50～60岁年龄的患者（某种程度上较乳头状瘤的患者年轻），乳头状肿瘤是由于肿块性的病变而被发现（最大可至3cm）。

临床特点

- 通常出现乳头溢液，常为清亮的或略带血丝的
- 在常规乳腺 X 线摄影上很少能发现，可表现为一个小包块或扩张的导管；偶尔可见微钙化
- 主要见于年龄较大的女性，也可见于少年儿童或男性

- 多发性乳头状瘤常伴发异型性导管增生或导管内原位癌
- 多数病例预后良好，仅有 6% 患者切除后复发（患者中大约有 6% 进展为癌，其中大部分有浸润性病变）

细胞形态学特征

（图 3.14 至 3.21）

- 涂片富于细胞
- 大而有黏聚性的上皮成分，可有或没有三维乳头状结构及纤维血管轴心，细胞片常有扇形皱褶状的边缘
- 通常，小一些的乳头可见完整的尖端（"解剖学样边缘"）
- 矮柱状或高柱状的上皮细胞，常常呈栅栏状排列在乳头的边缘；细胞核亦呈束状排列
- 背景中可见血细胞和含铁血黄素沉积的巨噬细胞
- 可以出现明显的上皮细胞异型性（异形的、巨大细胞核）

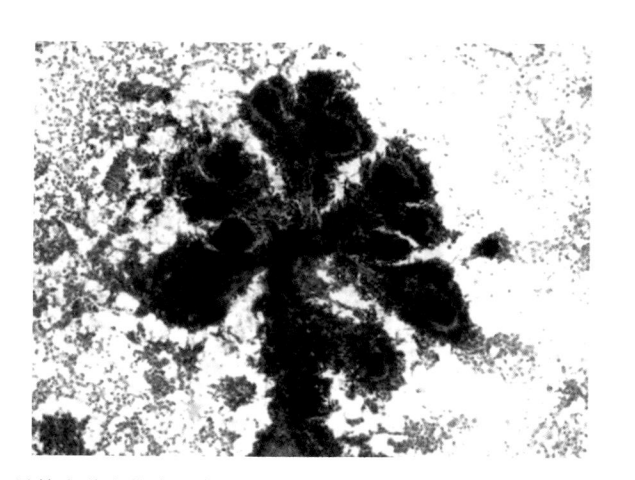

图 3.14 导管内乳头状瘤。富于细胞的涂片有一个大片导管上皮细胞，呈现出形态清晰的乳头状结构。纤维血管轴心被增生的导管上皮细胞所包绕，而形成一个典型的乳头状结构，但在日常常规诊疗工作中很难见到。（涂片，巴氏染色）

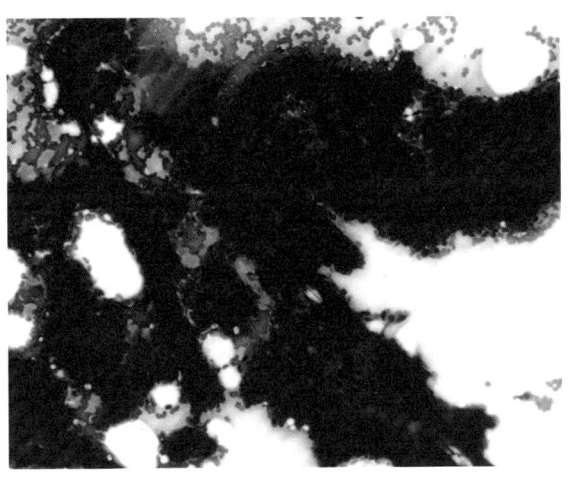

图 3.15 导管内乳头状瘤。可见导管上皮呈不规则的分枝状乳头状结构。上皮细胞表现出增大、拥挤和结构紊乱。在这类细胞性成分中，通常见不到形态清晰的纤维血管轴心。（涂片，Diff-Quik 染色）

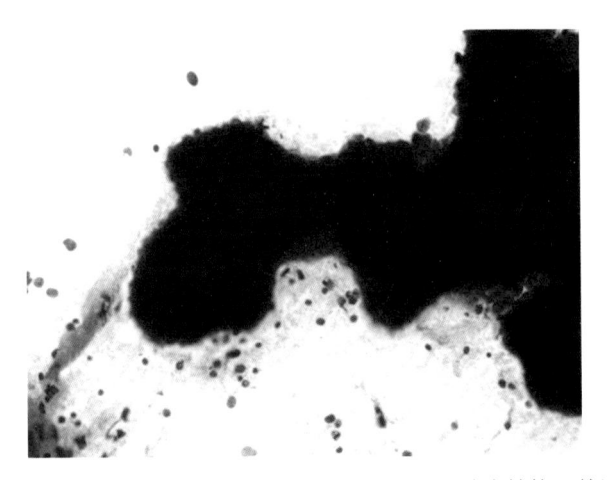

图 3.16 导管内乳头状瘤。可见导管上皮具有分枝状乳头结构。外围的上皮细胞中可见栅栏样排列的细胞核。背景中可见少量裸核肌上皮。（涂片，巴氏染色）

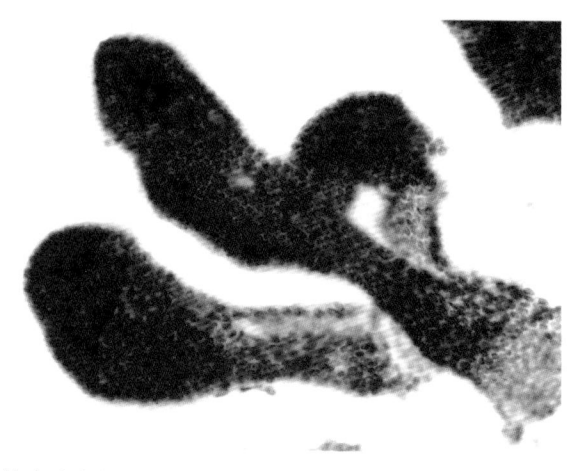

图 3.17 导管内乳头状瘤。在一个形态清晰的乳头结构中的导管上皮细胞，细胞核沿边缘排列而呈现出独特的"栅栏样"。注意在背景中未见任何纤维血管轴心和肌上皮细胞成分。（涂片，Diff-Quik 染色）

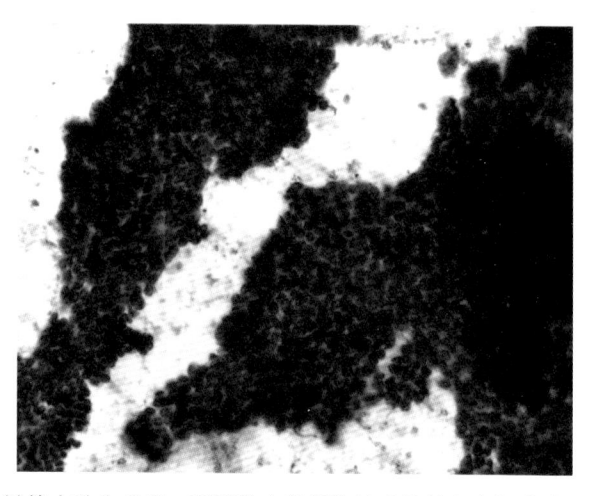

图 3.18 导管内乳头状瘤。两团较大的深染且重叠的上皮细胞片，呈现出细胞学的异型性。然而，进一步观察可查见肌上皮细胞的存在，而且总体而言缺乏单个散在的异型性上皮细胞。乳头内可能存在明显的上皮细胞异型性，但在这样的情况下对于恶性的解读需要更加严格的诊断标准。（涂片，巴氏染色）

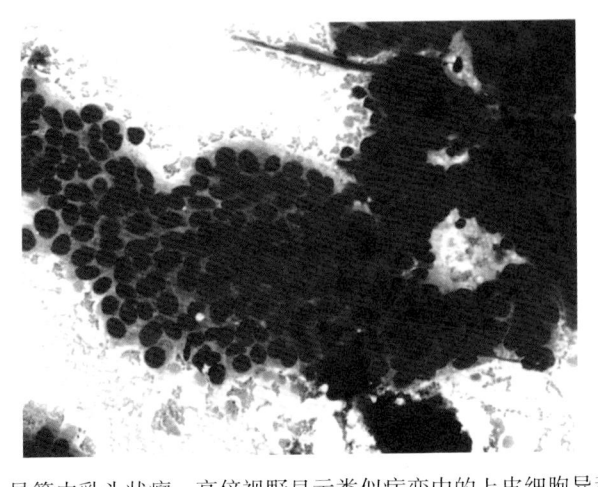

图 3.19　导管内乳头状瘤。高倍视野显示类似病变中的上皮细胞异型程度。细胞核增呈现异型性。但是在涂片背景中并没有单个散在的上皮细胞。（涂片，Diff-Quik 染色）

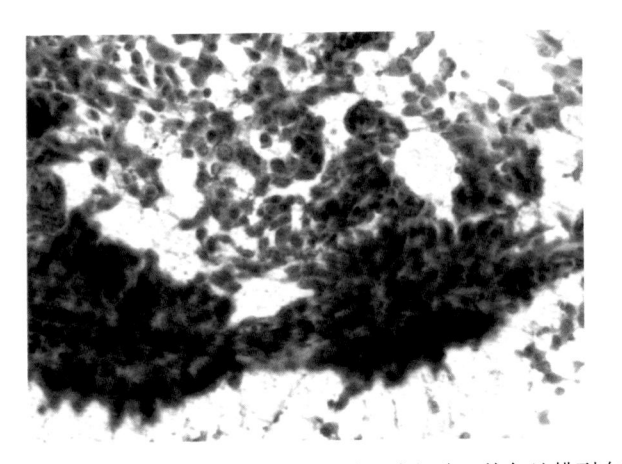

图 3.20　导管内乳头状瘤。细胞学上异型的上皮细胞，均匀地排列在纤维血管轴心的周围。在背景中亦可见大量的、疏松黏聚的异型性上皮细胞，混杂有肌上皮细胞。本病例诊断为非典型病变，切除术后随访证实为乳头状瘤。（涂片，巴氏染色）

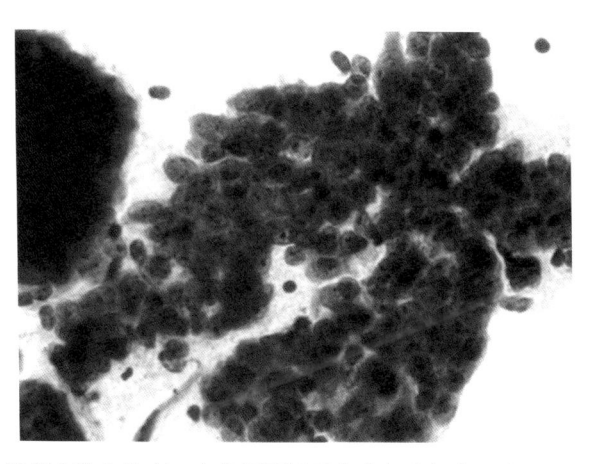

图 3.21　导管内乳头状瘤。高倍视野显示上皮细胞极高程度的异型性。上皮细胞表现为增大、拥挤重叠、核的异型性，总体上呈现为结构紊乱并见明显的核仁。亦见极少量的裸核肌上皮。(涂片，巴氏染色)

诊断误区和鉴别诊断

- 乳头状瘤可以有明显的上皮细胞增生，常伴有局灶性的细胞异型性。采用更高的标准来诊断是否为癌是更为慎重的做法。在出现化生性改变或乳头梗死后，可能伴有更明显的细胞异型性，此种做法就尤其重要（图 3.21）
- 纤维腺瘤
- 乳头状癌（原位癌和浸润癌）

在细针穿刺中诊断为"乳头状"的乳腺病变

　　乳腺真性的乳头状病变包括形态多样的良性和恶性病变类型。一些研究证实，这些病变中的绝大多数在组织学切片上被证实为"非乳头"(尤其是那些恶性病例)。因此,这会引出一个问题：我们在 FNA 中是否易于去过度解读了"乳头状结构"？在美国国立癌症研究所于 1996 年组织的大会共识中，乳头状病变被划分为"不能确定的"类别。

- 随访结果为良性的（2/3 的病例）
  - ○ 导管内乳头状瘤
  - ○ 乳头状瘤病
  - ○ 纤维腺瘤
  - ○ 纤维囊性改变（伴乳头状增生）
- 随访结果为恶性的（1/3 的病例）
  - ○ 导管癌（原位癌和浸润癌）
  - ○ 叶状肿瘤

导管内 / 乳头部的腺瘤

亦称为乳头状腺瘤，导管内 / 乳头部的腺瘤是一种乳头部位的良性病变，具有典型的乳头状结构。大部分腺瘤出现乳头溢液。

临床特点

- 这种少见的肿瘤表现为孤立的、境界清楚的结节，具有硬化性间质。多数导管腺瘤尺寸最大可至 2cm；可以是单发性的或多发性的，但双侧同时发生的罕见
- 导管内 / 乳头部的腺瘤好发于 50 ~ 60 岁年龄段，并且主要累及小至中等大小的导管，少见情况下累及乳晕下区域
- 在男性罕见导管内 / 乳头部的腺瘤

细胞形态学特征

- 由于这一病变发生率较低，故细胞病理学经验有限
- 细胞数量多少不一，但多数细胞量少
- 黏聚性良好的导管型上皮细胞片，呈"小管状"或"手指样"

的乳头状形态

- 肌上皮细胞可见（仅与上皮成分伴随出现，而非见于涂片背景中）

诊断误区和鉴别诊断

- 细胞密度过高，可能会导致过诊断为异型性，或者在罕见情况下做出恶性的诊断。找到一定程度上黏聚性良好的细胞片和明确的肌上皮细胞，会有助于诊断

颗粒细胞瘤

所有颗粒细胞瘤中有 6% ~ 8% 发生于乳腺。在临床与影像学方面，颗粒细胞瘤与原发性乳腺肿瘤十分类似（通常为皮下固定质硬的放射状肿块）。因此，准确的 FNA 诊断对于此类疾病的处理至关重要。

临床特点

- 平均发病年龄 30 岁
- 大部分肿瘤直径小于 2cm
- 肿瘤表现为生物学行为良性，多数病例仅需要局灶切除即可治愈
- 恶性的亚型非常罕见，常需要辅助治疗

细胞形态学特征

- 细胞密度不等，常为中等程度
- 细胞较大、多角形，胞浆内有致密的颗粒
- 圆形至椭圆形、均匀一致、略微偏位分布的细胞核
- 在颗粒状涂片背景中，可见大量裸露"剥脱"的细胞核

- 单个细胞或较小的细胞片较大一些的组织团块更常见
- S-100 免疫组化染色对鉴别尤为有效

诊断误区和鉴别诊断

- 自然分散的细胞伴有大量丰富的颗粒状胞浆，与组织细胞或顶浆分泌细胞非常相似(虽然与纤维囊性改变鉴别并不困难)
- 转移癌
- 炎性肌纤维母细胞瘤

软骨样汗管瘤

临床特点

- 软骨样汗管瘤，也称为多形性腺瘤或良性混合瘤（形态学与免疫组织化学与涎腺多形性腺瘤相似）。它表现为境界清楚但无表层皮肤溃疡形成的结节状肿块，主要见于面部和头颈部
- 这是一种罕见的乳腺肿瘤，形态学上与发生在涎腺的类似肿瘤一致
- 在乳腺软骨样汗管瘤，通常会形成一个孤立、质硬的结节，因此临床上和影像学上与纤维腺瘤相似
- 大多数肿瘤较小，其最大直径约可到 2cm。通过局灶切除它们很容易进行处理
- 此肿瘤容易与乳腺癌在临床、影像学和病理学等方面相混淆

细胞形态学特征

(图 3.22 至 3.23)

- 涂片富于细胞
- 双相分化的表现，具有良好黏聚性的上皮成分、间叶性间

质组织和肌上皮细胞

- 明显的软骨黏液基质
- 上皮细胞常呈"星状"排列

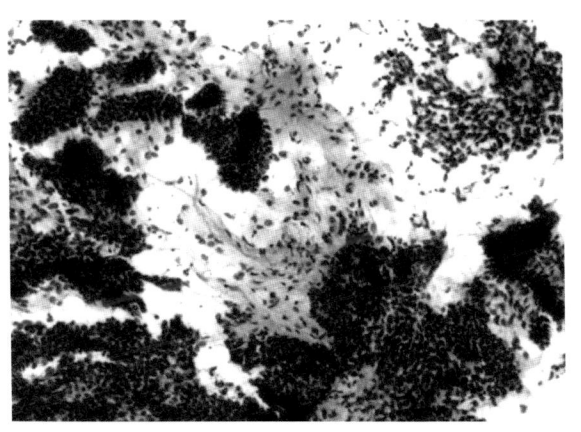

图 3.22　软骨样汗管瘤。可见呈双相分化的上皮成分和间叶组织。如果患者的体检结果未知的话,仅凭细胞形态与纤维腺瘤鉴别将会是困难的。(涂片,巴氏染色)

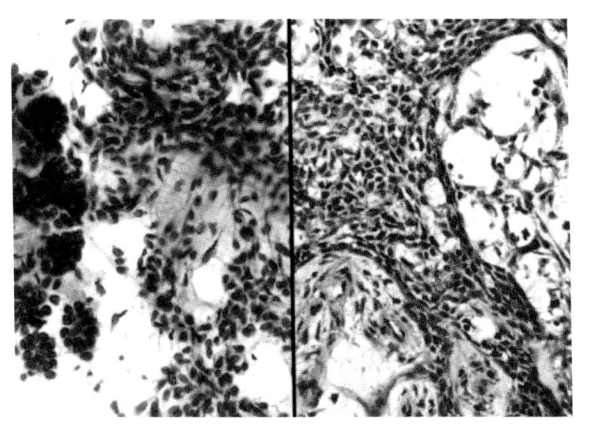

图 3.23　软骨样汗管瘤。肿瘤的多形性表现,具有上皮细胞巢和嵌入到黏液样基质中的分枝状梭形细胞束。肿瘤对应的组织学表现显示于右图。(涂片,巴氏染色;组织切片,HE 染色)

诊断误区和鉴别诊断

- 纤维腺瘤
- 叶状囊肉瘤
- 转移性癌

脂肪瘤

临床特点

- 在乳腺，脂肪瘤常发生于皮下组织，并且最常见于 40 ～ 60 岁成年人
- 临床表现常为一个生长缓慢、质软孤立的肿块
- 脂肪瘤境界清楚、有时有包膜的、圆形肿物，直径通常小于 5cm
- 在乳腺有一些描述过的脂肪瘤亚型，包括纤维脂肪瘤、血管脂肪瘤、冬眠瘤和梭形细胞脂肪瘤

细胞形态学特征

- 涂片富于细胞
- 成熟脂肪组织

诊断误区和鉴别诊断

- 纤维囊性改变，乳头状瘤病

成肌纤维细胞瘤

临床特点

- 成肌纤维细胞瘤是乳腺间质良性梭形细胞肿瘤，由成纤维

细胞组成

- 发病年龄 40 ～ 87 岁，平均年龄 65 岁
- 生长缓慢、孤立的肿物
- 男、女均可发病
- 乳腺造影显示为界限相对清楚的质硬结节，缺少微钙化灶

细胞形态学特征

- 大部分梭形细胞兼有少量圆形细胞
- 梭形成纤维细胞可见清晰的核沟 / 核内包涵体形成
- 罕见核分裂象
- Desmin、actin、vimentin 阳性

诊断误区和鉴别诊断

- 纤维囊性改变，乳头状瘤病
- 假血管瘤间质增生
- 炎性肌纤维母细胞瘤

腺肌上皮瘤

临床特点

　　腺肌上皮瘤是一种罕见的乳腺肿瘤，具有典型的腺上皮细胞和肌上皮细胞双相分化的特点。肿瘤具有低度恶性潜能。因此，准确的 FNA 诊断对于临床处置非常重要。该肿瘤以其组织学异质性著称，这导致了其在细胞病理学诊断的困难。根据生长方式和主体细胞的种类将其分为三个亚型，分别为管状、小叶状和梭形。大部分肿瘤具有良性特性，但局部切除后易复发。即使在切除之后也应密切随访。

细胞形态学特征

（图 3.24 至 3.28）

- 涂片细胞量中等至大量
- 黏着的腺上皮和肌上皮细胞片以各种不同的比例出现
- 腺上皮细胞多呈为黏着片状，很少见到管状结构，细胞核形态单一、含有核沟
- 肌上皮细胞呈现"斑驳状"（variegated）的形态特点，具有梭形细胞、上皮样细胞、透明细胞和浆细胞样等形态。它们可以呈现为黏聚性的细胞片，或是单个细胞，其具有保存良好、形态清晰并含有空泡状"肥皂泡"样的胞浆；抑或作为背景中的双极裸核成分。偶见核内包涵体
- 罕见情况下，上皮成分会有一层细胞所形成的外层，其具有清亮的、空泡样的胞浆。但是，在同一细胞片中很难辨认出肌上皮和腺上皮的差别
- 可见背景中的双极裸核细胞和异染的纤维黏液样间质（与涎腺肿瘤很相似）
- 间质可能有"胶原小球样"的形态特点
- 罕见情况下，可见大汗腺细胞及"泡沫样巨噬细胞"
- 管状亚型可见假乳头的轴心，由细胞成分围绕"分枝状"的纤维血管排列而成

诊断误区和鉴别诊断

- 双相分化的乳腺肿瘤（纤维腺瘤和其他类型）
- 低级别的导管癌
- 间叶性肿瘤（梭形细胞亚型）

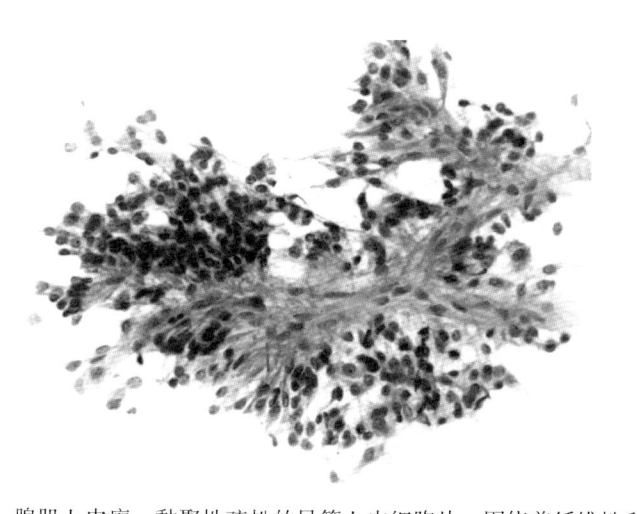

图 3.24 腺肌上皮瘤。黏聚性疏松的导管上皮细胞片，围绕着纤维性和黏液样轴心是本病的特征性表现。(涂片，巴氏染色)

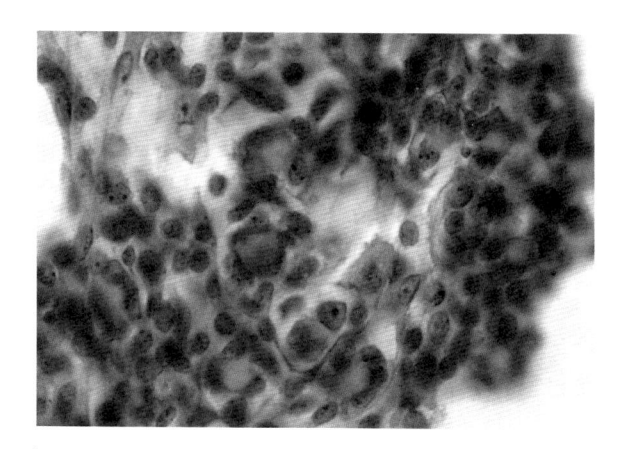

图 3.25 腺肌上皮瘤。局部异型性的上皮细胞片，具有一定程度上增大、拥挤的细胞核，并有局灶性的管状／腺腔样结构（6 点钟位置）。胞浆淡染或清亮，具有清晰的细胞境界。(涂片，巴氏染色)

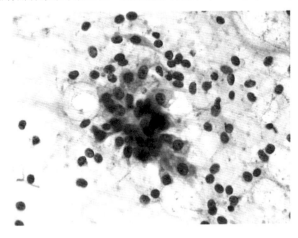

图 3.26 鳞状上皮细胞癌。这些癌细胞于所呈现一定程度上多形性的核上皮/细胞，具有特征性"胞浆状"，伴胞浆染内人工假染色肿瘤质，这些细胞细胞上丝与紫红色的胞间区域分紧密相连。（涂片，巴氏染色）

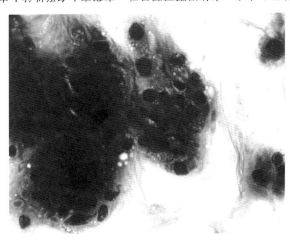

图 3.27 鳞状上皮细胞癌。一个裸核的癌细胞群，组光光中主要的鳞核鳞状上皮细胞。（涂片，巴氏染色）

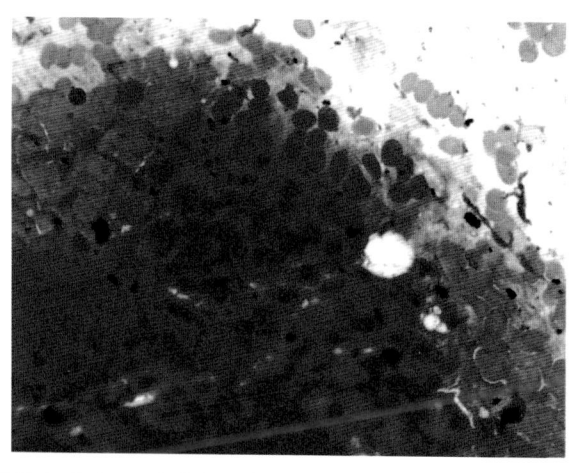

图 3.28　腺肌上皮瘤。一个病例的高倍视野，显示其明显的上皮细胞异型性。细胞排列紊乱，并有增大、拥挤、异染的细胞核。对这类肿瘤的细胞学解读可能会极其困难，细胞的异型性可能导致假阳性解读的出现。（涂片，Diff-Quik 染色）

错构瘤

　　错构瘤是一种罕见的肿瘤样生长形式，由成熟的乳腺组织组成，但缺乏结构的规则性，最早由 Pryn 于 1928 年提出。乳腺错构瘤被认为是一种发育不良而非某种肿瘤性疾病。同其他发育不良性疾病（例如 Cowden 综合征）的关系也有描述。

临床特点

- 为境界清楚的良性病变，由脂肪、腺体组织和纤维结缔组织构成
- 大部分病例见于绝经前期的妇女
- 错构瘤已被描述的有两种亚型：①腺脂肪瘤，其由成熟的

脂肪组织和数量不等的正常乳腺组织构成；②软骨脂瘤，其由成熟的脂肪组织和混杂的嗜酸性的软骨构成

细胞形态学特征

- 涂片细胞数量中等
- 不规则分枝状、黏聚性良好的导管上皮细胞片
- 完整的小叶单位
- 缺乏细胞学的异型性和细胞的松散排列
- 可见大量的双极裸核、少量的间质成分、多核组织细胞，罕见情况下可见大汗腺细胞
- 脂肪组织团

诊断误区和鉴别诊断

- 正常的乳腺组织
- 纤维腺瘤
- 纤维囊性改变

选择性阅读

1. Ng WK: Adenomyoepithelioma of the breast. A review of three cases with reappraisal of the fine needle aspiration biopsy findings. Acta Cytol 2002, 46:317-324.

2. Jayaram G, Sthaneshwar P: Fine-needle aspiration cytology of phyllodes tumors. Diagn Cytopathol 2002, 26:222-227.

3. Jain S, Kumar N, Sodhani P, Gupta S: Cytology of collagenous spherulosis of the breast: a diagnostic dilemma--report of three cases. Cytopathology 2002, 13:116-120.

4. Simsir A, Waisman J, Cangiarella J: Fibroadenomas with atypia: causes

of under- and overdiagnosis by aspiration biopsy. Diagn Cytopathol 2001, 25:278-284.

5. Lopez-Ferrer P, Jimenez-Heffernan JA, Vicandi B, Ortega L, Viguer JM: Fine needle aspiration cytology of breast fibroadenoma. A cytohistologic correlation study of 405 cases. Acta Cytol 1999, 43:579-586.

6. Simsir A, Tsang P, Greenebaum E: Additional mimics of mucinous mammary carcinoma: fibroepithelial lesions. Am J Clin Pathol 1998, 109:169-172.

7. Dawson AE, Mulford DK: Benign versus malignant papillary neoplasms of the breast. Diagnostic clues in fine needle aspiration cytology. Acta Cytol 1994, 38:23-28.

8. Gupta RK, McHutchison AG, Dowle CS, Simpson JS: Fine-needle aspiration cytodiagnosis of breast masses in pregnant and lactating women and its impact on management. Diagn Cytopathol 1993, 9:156-159.

9. Stanley MW, Tani EM, Skoog L: Fine-needle aspiration of fibroadenomas of the breast with atypia: a spectrum including cases that cytologically mimic carcinoma. Diagn Cytopathol 1990, 6:375-382.

（周新刚译　王　鹏校）

第四章
原发性恶性肿瘤

本章重点关注乳腺的原发性恶性肿瘤，包括导管癌、小叶癌以及特殊类型的癌和肉瘤。

导管癌

本节重点关注导管原位癌和浸润性导管癌细胞形态学的比较。需要强调的是本章节细胞学诊断的难点部分，至于仅靠细胞形态学是否能区别这两种病变，仍有很大的争议。

导管原位癌

临床特征

- 占钼靶照相所发现乳腺癌的 10% ～ 20%
- 起源于终末导管 - 小叶单位（TDLU）

细胞形态学特征

（图 4.1 至 4.9）
- 涂片富于细胞，有成片、成束的恶性细胞团
- 细胞拥挤、体积增大，核深染、偶伴有明显的核仁
- 缺乏肌上皮细胞
- 筛状癌的类型特点是：黏聚性很强的片状细胞团由形态温和的细胞所组成，伴有边界锐利的"弹孔样"结构。微乳头状癌的类型特点是：由丰富的大细胞成分组成，伴有明

确的乳头状结构，含有狭窄的无血管的轴心和宽大的球状末端。粉刺样癌的类型特点是：由退变或坏死的细胞碎片、微小钙化、泡沫状巨噬细胞和有高级别核的、多形性恶性细胞组成。囊性高分泌型癌的特点是由含胞质空泡和鞋钉样核的多形细胞组成，其构成与泡沫状巨噬细胞、吞噬含铁血黄素的巨噬细胞、细胞碎片和无定形的胶样物相关

- 仅通过细胞病理学形态来区分导管原位癌和浸润性导管癌，对与多数病例都是不可能的。因此，习惯上把这两类癌都划分在广义的细胞学所定义的"乳腺癌"范畴

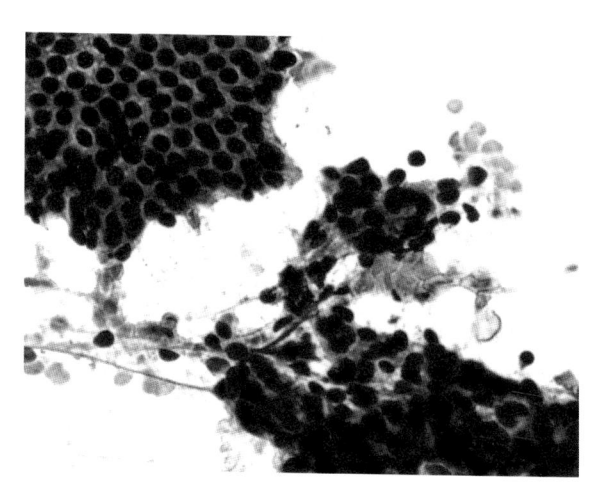

图 4.1　导管癌。可见多形性、核深染的恶性细胞，排列成杂乱无章的结构。并见少量、单个分布的肿瘤细胞。随后的活检证实为导管原位癌—粉刺样癌型。(涂片，巴氏染色)

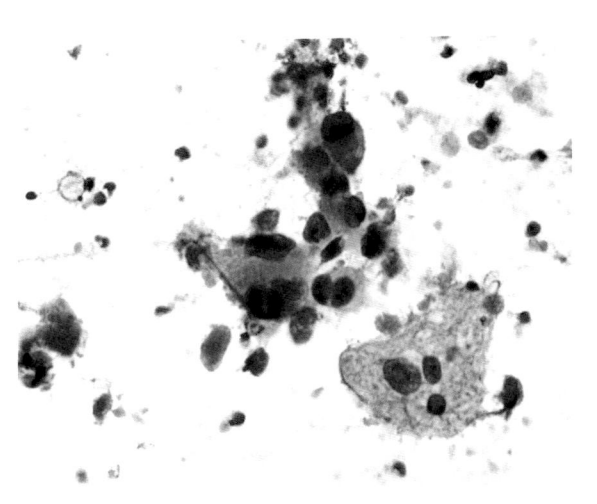

图 4.2 导管癌。高倍镜显示，在一团稀疏的细胞簇中，可见明显的多形性恶性细胞。背景中可见颗粒状坏死物和少量巨噬细胞。随后的活检证实为导管原位癌—粉刺样癌型。(涂片，巴氏染色)

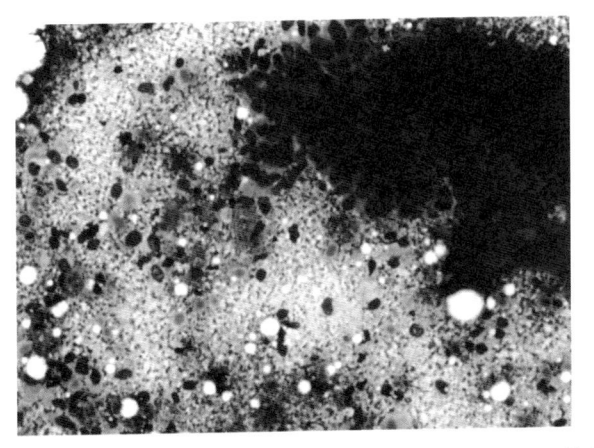

图 4.3 导管癌。在明显坏死背景中可见片状多形性恶性细胞。并见大量单个分布的恶性细胞。随访的活检为导管原位癌—粉刺样癌型。然而用细针吸取区别浸润性导管癌并不太可能。(涂片，Diff-Quik 染色)

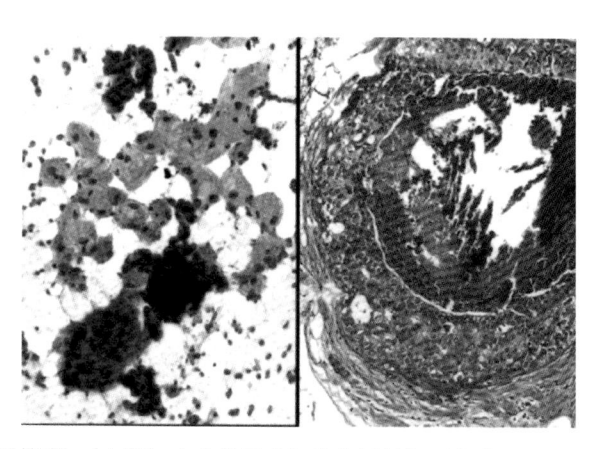

图 4.4　导管癌。（左侧）在大量巨噬细胞和局灶坏死的背景下，可见导管癌具有黏聚性的细胞碎片。（右侧）随后的活检证实为导管原位癌—粉刺样型。（涂片，巴氏染色；组织学切片，HE 染色）

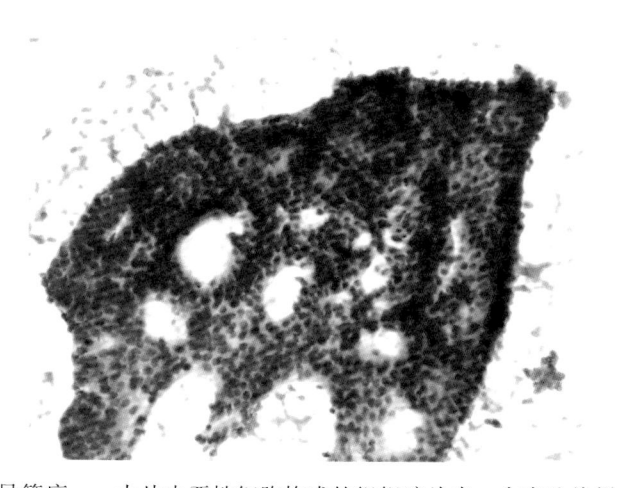

图 4.5　导管癌。一大片由恶性细胞构成的组织碎片内，含有边缘锐利的弹孔样腔隙。随后的活检证实为导管原位癌—筛状癌型。（涂片，Diff-Quik 染色）

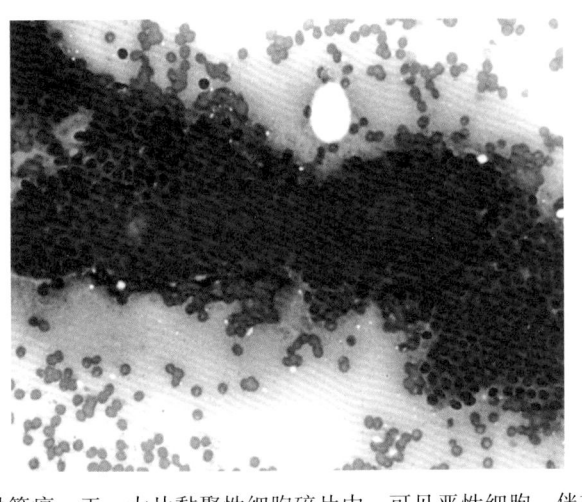

图 4.6 导管癌。于一大片黏聚性细胞碎片中，可见恶性细胞，伴有良好的管腔形成，内含异染物质。诊断之一要考虑腺样囊性癌。随后的活检证实为导管原位癌—筛状型。(涂片，Diff-Quik 染色)

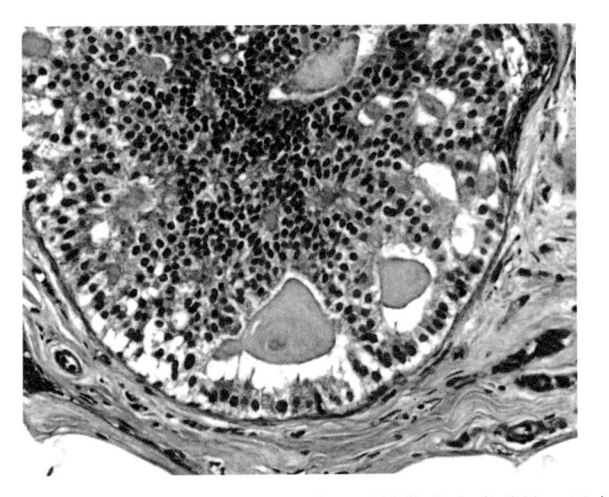

图 4.7 导管原位癌—筛状型。组织切片显示筛孔内含嗜酸性、无定形的分泌物，最有可能的来源是图 4.6 中所见的异染结构。(组织切片，HE 染色)

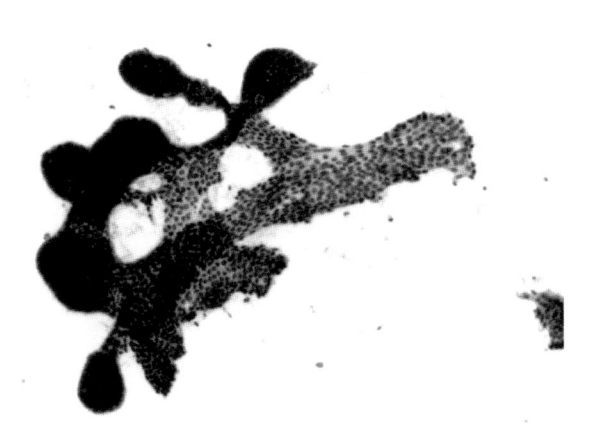

图 4.8 导管癌。大片组织碎片，由清晰的乳头样结构的导管上皮所组成。乳头形成细长的突起、带有球状末端。因为形态学是低级别的，与良性乳头状病变的区分非常困难。随后的组织活检证实为导管原位癌—微乳头型。(涂片，巴氏染色)

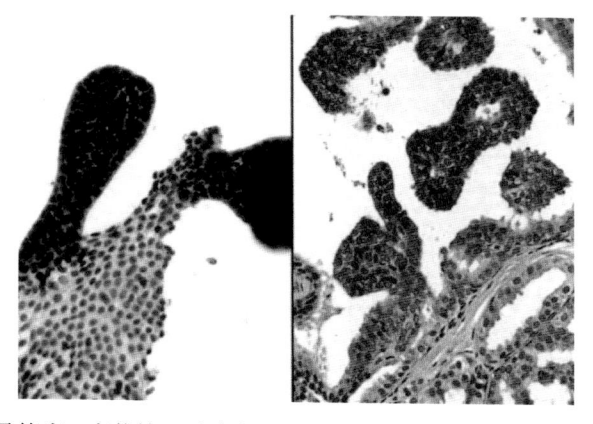

图 4.9 导管癌。高倍镜显示清晰的乳头状突起，基底宽。恶性细胞有形态单一但深染的核（左侧）。切除的导管原位癌—微乳头型的组织切片，显示同前一致的组织学特点（右侧）。(涂片，巴氏染色；组织切片，HE 染色)

诊断误区和鉴别诊断

- 非典型导管增生
- 纤维腺瘤
- 乳头状瘤／乳头状瘤病

非特殊类型的浸润性导管癌

临床特征

非特殊类型的浸润性导管癌（NOS）是乳腺最常见的原发癌，占所有乳腺癌的 70% ～ 80%。它是一类异源性的肿瘤，但缺乏将其划分为某一特殊组织学亚型的特征，例如小叶癌。它最常发生于中、老年妇女中，罕见情况下发生于男性。这类肿瘤很少见于 40 岁以下的女性。浸润性导管癌可表现为一个可或不可"触及"（palpable）的乳腺包块，临床表现上有或无皮肤、乳头的受累。可能的临床表现包括如下：质硬、粘连的包块，皮肤"橘皮样"变、溃疡形成、乳头溢血、乳头反转或内陷。乳腺癌也可以仅表现为影像学所见的孤立病变。这类病变外观上可以是星状分布，或是境界清楚。

钼靶影像上，大部分恶性肿瘤表现为境界不清、毛刺状的肿块，可有或没有微小钙化。超声影像上，恶性肿瘤最常见的特征是包块呈低回声，伴有不规则边界和不均匀的质地。

部分乳腺癌的危险因素包括：月经初潮过早、绝经过晚、高饱和脂肪酸饮食、乳腺癌家族史、未经产、（第一胎）晚育和直系亲属罹患乳腺癌。BRCA1 和 BRCA2 基因突变与家族性乳腺癌早发有关。

组织学特征

组织学上，浸润性导管癌的特征是根据与异型性和分化相关的变化，例如管状结构、核的异型性和核分裂数，而形成的病变谱。细胞学上，可见各种各样的形态结构也反映出肿瘤组织学的多样性。浸润性导管癌乳腺吸取时细胞量大，常表现为显著的细胞间黏聚性降低。

细胞形态学特点

（图 4.10 至 4.17）

- 细胞数量不定
- 恶性细胞呈片状和单个散在
- 常呈明显的浆样细胞
- 偶尔可见异型性明显、核深染、核分裂增多、坏死和肿瘤素质（所组成）的背景

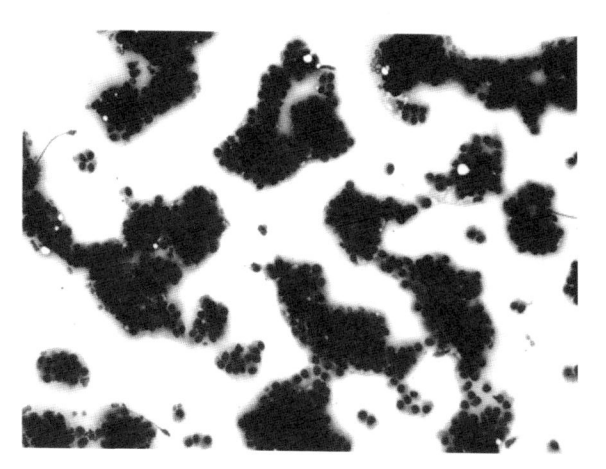

图 4.10 导管癌。不规则的癌细胞碎片，伴细胞核增大、深染。也可见到少量单个的恶性细胞。随后的活检证实为浸润性导管癌。(涂片，Diff-Quik 染色)

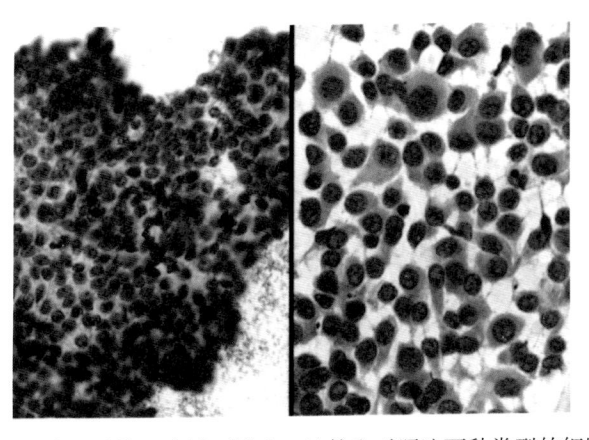

图 4.11　导管癌和导管上皮异型增生。比较和对照这两种类型的细胞形态学（差异）。浸润性导管癌（右侧）与导管上皮非典型增生（左侧）相比，表现出更明显的细胞异型性、显著增大的核，和较导管异型增生更明显的核偏位。（涂片，巴氏染色）

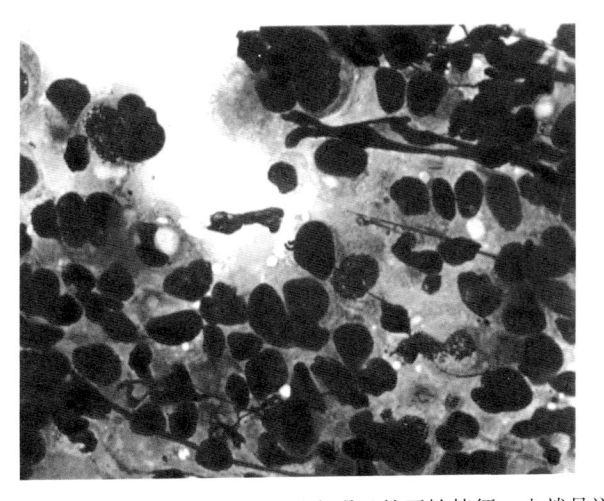

图 4.12　导管癌。肿瘤在高倍镜下显示出明显的恶性特征，也就是说，细胞解离、核增大明显、核深染和结构完全无规则。随后的活检证实为浸润性导管癌。（涂片，Diff-Quik 染色）

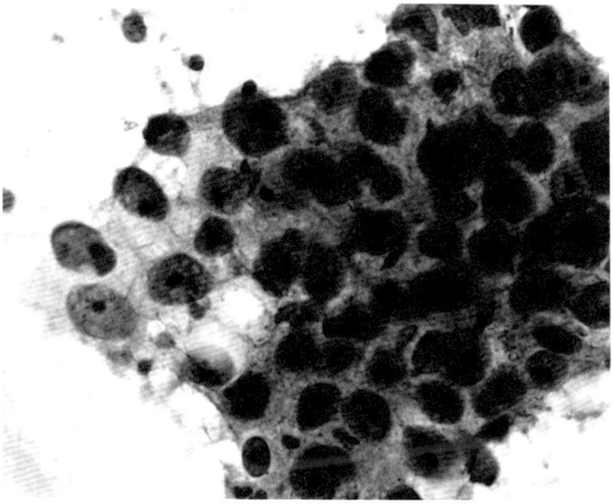

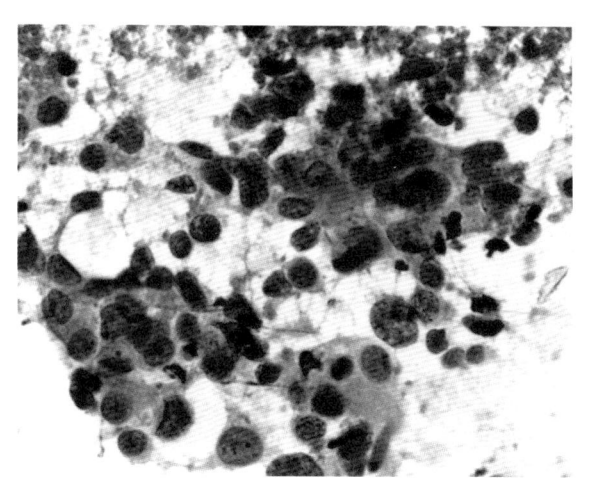

图 4.13　导管癌。恶性细胞在高倍镜下，有异型、增大的核，以合体细胞样聚集（排列）。核内有巨大的核仁，这一特征在经典型的导管癌并不常见。随后的活检证实为浸润性导管癌。（涂片，巴氏染色）

图 4.14　导管癌。在高倍镜下高级别肿瘤有显著异型的细胞。细胞散在，在坏死的背景中常见裸核（细胞）。随后的活检证实为浸润性导管癌。（涂片，巴氏染色）

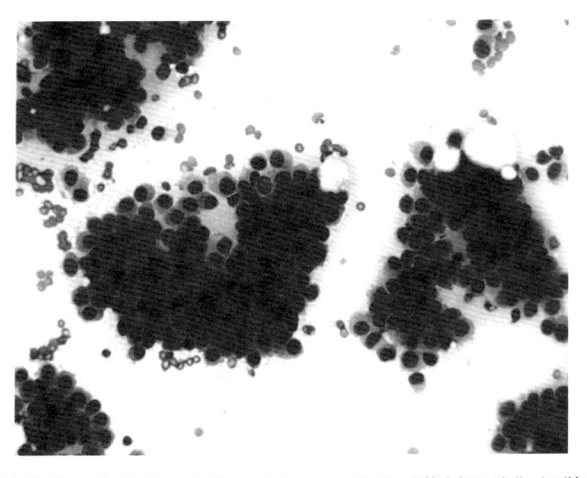

图 4.15　导管癌。分化良好的肿瘤由相对一致的"浆样细胞"松散排列成无规则的片状。随后的活检证实为浸润性导管癌。（涂片，巴氏染色）

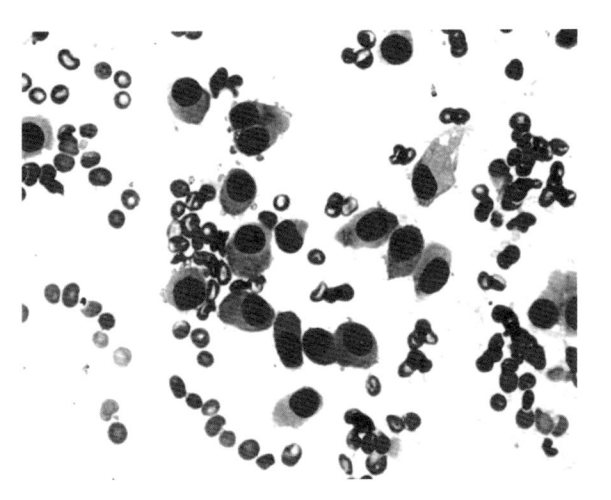

图 4.16　导管癌。高倍镜下显示松散的恶性细胞团,有圆形、均一的细胞核,偏位分布于胞浆内。随后的活检证实为浸润性导管癌。(涂片,Diff-Quik染色)

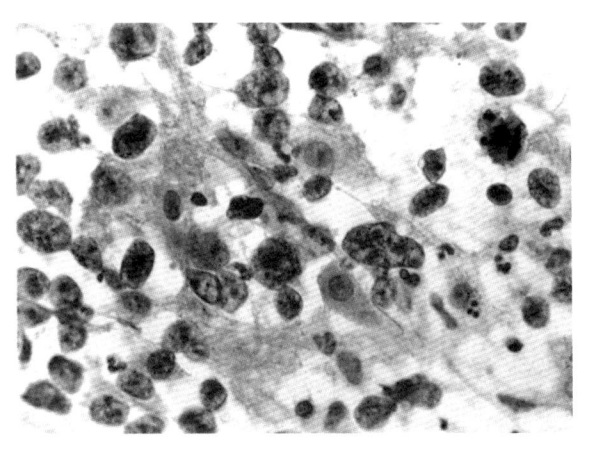

图 4.17 导管癌。高级别的异型的肿瘤,伴有单个散在分布的裸核。核异型,伴明显不规则的核膜,但无核仁。随后的活检证实为浸润性导管癌。(涂片,巴氏染色)

诊断误区和鉴别诊断

- 导管上皮异型增生 (4.11)
- 纤维腺瘤
- 乳头状瘤 / 乳头状瘤病
- 小叶癌
- 转移癌

小叶癌

小叶原位癌

临床特征

- 常为偶然的病理学发现,因为不形成可触摸及的或是钼靶影像所能发现的病变

- 可见于绝经前期
- 多中心并常为双侧的
- 常伴有非典型性的小叶增生
- 发展为浸润性导管癌的危险性大

细胞形态学特点

（图 4.18 和 4.19）

- 细胞量中等
- 上皮碎片，常勾勒出完整的小叶结构
- 完整的肿瘤小叶周围出现肌上皮细胞层
- 小细胞有紧密排列的、大小一致的圆形核，胞浆缺乏
- 胞浆内空泡，或腺腔内有时可见靶心样黏液空泡
- 因为小叶原位癌的细胞病理学特征与浸润性小叶癌相似，不应尝试通过 FNA 区分小叶原位癌和浸润性小叶癌

图 4.18 小叶癌。形成良好的黏聚性片段由一致的核染色深的肿瘤细胞组成，小叶结构明显。随后的活检显示小叶原位癌。（涂片，巴氏染色）

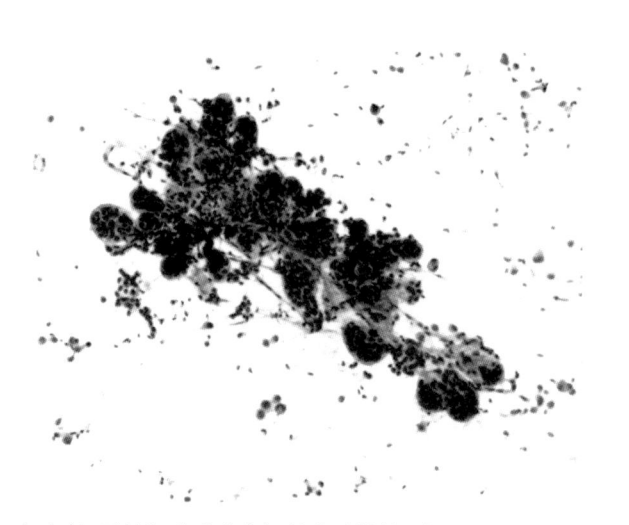

图 4.19 小叶癌。恶性细胞形成完好的小叶结构,涂片背景中也有单个细胞。随后的活检证实为小叶原位癌和浸润性小叶癌。(涂片,巴氏染色)

诊断误区和鉴别诊断

- 非典型性小叶增生
- 怀孕 / 哺乳期改变

浸润性小叶癌

临床特征

浸润性小叶癌占乳腺原发肿瘤的 7% ~ 10%。年龄分布广泛,从 26 岁至 86 岁。临床表现同其他原发性乳腺癌相同;但不伴有 Paget 病,偶尔表现为一硬化区而没有孤立的肿块。浸润性小叶癌有不同的转移方式,倾向于累及骨骼肌、内脏、浆膜和脑膜。同样,卵巢、骨、子宫也是这种肿瘤常见的转移部位。

钼靶表现为非对称的密度影无明显分界,结构破坏不明显或没有破坏。肿块可以仅是质硬，而难以或是不易触及或显现出来。虽然微钙化不常见，但是钼靶可以检测到肿块。多灶浸润的小叶癌可以只有最小的结构改变没有明显肿块和密度增高。这种细微的钼靶变化提示要仔细检查乳腺，取材任何可疑的地方。浸润性小叶癌常双侧，表现为多中心性。

组织学特点

病理学浸润性小叶癌以"Paget"样（pagetoid）生长的肿瘤细胞弥漫浸润乳腺间质和小叶为特征。因为其恶性浸润性特点，所以大体上难以发现肿瘤。原位癌的区域常见。小叶癌组织学生长方式包括实性，腺泡状和多形性变异型。

除了多形性亚型预后尤其不好之外，不同的类型表现出相似的预后。免疫组化显示大部分小叶癌（占到95%）雌激素受体阳性，60%～70%孕激素受体阳性。免疫组化 E-cadherin 在大部分浸润癌中（80%～100%）完全消失。

细胞形态学特点

（图 4.19 至 4.25）

- 细胞量不定，涂片常常细胞量丰富
- 细胞有小而一致的核和小核仁
- 主要的图像是细胞解离，"印度列兵排列"很少在图片中见到
- 病变可以没有异型性或异型性很小
- 核偏位，偶有胞浆内腔含粘液小滴，少有印戒样细胞
- 形态单一的小细胞单个排列，或排列成束、成簇，不见肌上皮细胞是区分浸润性小叶癌和良性乳腺病变的重要特征
- 多形性亚型细胞多形性和核异型性更明显

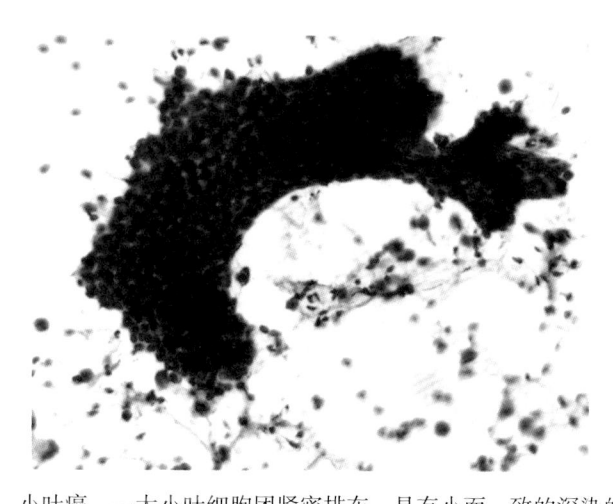

图 4.20　小叶癌。一大小叶细胞团紧密排布，具有小而一致的深染的核。涂片背景可见多量明显的单个肿瘤细胞。随后的活检证实为小叶原位癌和浸润性小叶癌。(涂片，巴氏染色)

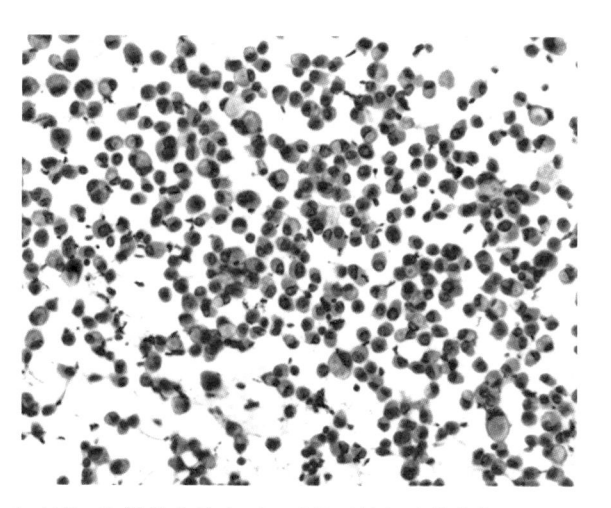

图 4.21　小叶癌。弥漫分布的小而一致的恶性细胞核偏位，边界清晰的胞浆空泡含有靶样包涵体。(涂片，巴氏染色)

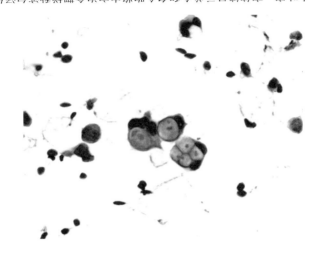

图 4.22　小叶癌。图示癌细胞排列分支蔓的肿瘤性乳腺细胞图，紧密排列为小型圆形深色的肿块，清晰可见几个小的瘤细胞，其中一个有厚的苍淡薄膜的细胞浆套构。（涂片，巴氏染色）

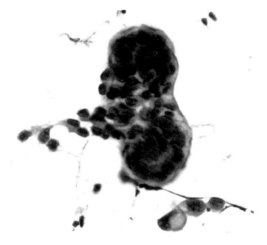

图 4.23　小叶癌。图示癌细胞有个多个小细胞浆内空泡多颗其蔓蔽苍圆腔体，细胞印披样。其中几小来似有样深色细胞。（涂片，巴氏染色）

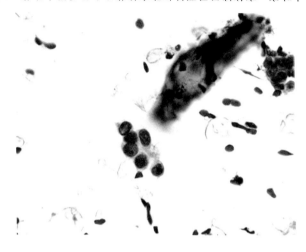

图 4.24　小片镜涂，较密实性纤维组织片段，夹杂有散在性良性表现的梭形细胞。细胞无显著小片镜涂细胞比较明显，因为腹膜之纤维的瘤细胞和间皮的梭形细胞易混淆。（涂片，巴氏染色）

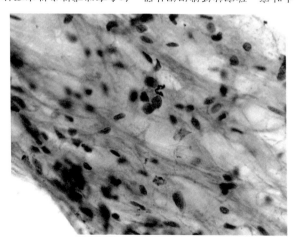

图 4.25　小片镜涂，良性腹膜示涂片性细胞图像长条和儿乎没有细胞浆，不会看有及涂抹细胞片与良性间皮细胞混为反应性良性细胞。（涂片，巴氏染色）

诊断误区和鉴别诊断

浸润性小叶癌是乳腺 FNA 假阴性诊断最主要的原因之一。主要是这种病变异型性常常很小。区别浸润性小叶癌和其他病变类型可能很难。尤其是标本细胞量少，最好考虑外科切除，进一步鉴定小叶癌的可疑细胞。非典型性小叶增生、小叶原位癌和浸润性小叶癌特征有重叠。如果不能区分，这些类型可笼统称为小叶肿瘤。浸润性小叶癌常见多量细胞和高比例的解离细胞。鉴别诊断包括导管起源的低核级别的癌。免疫组化染 E-cadherin 可以鉴别这两种类型。

乳腺癌的特殊类型

印戒细胞癌

临床特征

- 这种少见的乳腺肿瘤预后不好
- 占乳腺肿瘤的 2% ~ 4%
- 患者平均病变发生年龄比一般乳腺癌患者平均发病的年龄高
- 好发年龄是 50 岁中期和后期
- 印戒细胞癌比黏液癌 / 胶样癌、导管癌、小叶癌的侵袭性更强
- 印戒细胞癌倾向转移到胃浆膜面、女性生殖道和泌尿道
- 它们倾向于累及淋巴结，高级别表现，预后通常不好
- 起源是黏液癌的变异还是浸润性小叶癌还有争议。文献中引述的很多病例被划分为浸润性小叶癌的变异型
- 这些肿瘤必须和导管发生的肿瘤，比如胶样癌和黏液癌区别

细胞形态学特点

- 肿瘤以乳腺间质中印戒细胞浸润为特点，胞浆内有明确的黏液聚集

- 肿瘤表现为中等到丰富的细胞量
- 细胞单个排列和形成小的、松散的细胞簇
- 细胞小，新月形核被黏液推挤到细胞周边
- 黏液 PAS 和黏液卡红染色阳性，位于胞浆空泡内

诊断误区和鉴别诊断

- 鉴别诊断包括转移性癌（特别是胃肠道肿瘤）、浸润性小叶癌、分泌性癌和分泌脂质的癌
- 临床病史、原病理切片、辅助手段如特殊染色、电镜和一组器官特异性免疫染色，是区别原发和转移的方法
- 区分印戒细胞癌和其他肿瘤需要特别注意形态学的微小差别
- 浸润性小叶癌通常有这种肿瘤的其他特征,包括（较少见）印度列兵排列。分泌性癌胞浆内可见多个空泡
- 富含脂质的癌胞浆空泡存在不同表现。空泡在核周，形成核切迹。特殊染色证实胞浆内有脂质。小滴黏液染色阴性
- 印戒细胞癌要和胶样/黏液乳腺癌鉴别，因为这些病变临床结果不同。印戒细胞癌黏液存在细胞浆内，胶样癌表现为肿瘤细胞簇包在黏液湖中

浸润性微乳头癌

临床特征

- 浸润性微乳头癌是浸润性导管癌的少见类型，于 1993 年第一次被 Airidunkgul 和 Tavassoli 提出。它是以人工假象扩张的间质内出现小灶状肿瘤细胞为特征，又称为"桑葚状"或"微乳头状"的生长图像。另一特征是细胞极向倒置或称为里外倒置
- 这种类型常和浸润性导管癌混合存在，而不是单一存在

- 这种癌占浸润性乳腺癌的 3%
- 除非特别说明年龄组与常见的浸润性乳腺癌人群一样
- 患者表现为实性肿块
- 这种肿瘤亚型伴有血管浸润、淋巴结转移（又称淋巴趋向性）、皮肤胸壁复发、进展期表现和表达不良预后的标记物
- 腋窝淋巴结转移出现于 75% 的患者

细胞形态学特点

- 肿瘤有特征性的细胞学形态
- 形成三维组织碎片（细胞球）、腺泡和乳头状结构，其拥挤排列的核深染。缺乏纤维血管轴心，单个细胞少
- 紧密粘连的恶性细胞排列成桑葚球状，周边平滑圆整又称"群落边界"
- 增大的核深染色质、明显核仁和高核浆比
- 少数病例有明显顶浆分泌形态
- 可见局灶黏液背景
- 少数病例有砂粒体钙化
- 细胞簇中胞浆尖部冲着外周，核冲着中心。倒置的极向可用上皮膜抗原免疫染色在细胞块上显示
- 血管丰富，可见吞噬含铁血黄素的巨噬细胞

诊断误区和鉴别诊断

- 乳头状瘤、乳头状瘤病
- 导管原位癌，微乳头型
- 转移性乳头状卵巢浆液性癌
- 大汗腺样癌
- 胶样癌
- 纤维腺瘤

脂质丰富的癌

临床特点

- 脂质丰富的癌是浸润性乳腺癌非常少见的类型（占 1%），以大部分肿瘤中胞浆内含丰富的中性脂质为特点
- 患者发病年龄宽广，为 33 ～ 81 岁
- 大部分患者有可触及的肿块
- 报道的肿瘤大小为 1.2 ～ 15cm
- 1974 年 Ramos 等报道的 13 例系列研究中，11 例有广泛淋巴结转移

细胞学形态特点

- 大部分病例显示浸润性癌,肿瘤细胞含宽胞浆呈"泡沫样"或"空泡状"
- 胞浆内小滴含中性脂质

诊断误区和鉴别诊断

- 分泌性癌
- 糖原丰富的癌
- 大汗腺样癌

胶样癌（黏液癌）

临床特征

- 绝经后年龄组更常见
- 明确的良好预后
- 很少转移，但常局部复发
- 和非特殊类型的浸润性导管癌相比，不易累及淋巴结

- 常表现为缓慢生长的大肿块，柔软、触摸时边界清楚
- 独具特征性的表现为大体可见丰富的黏液

细胞形态学特点

（图 4.26 至 4.29）

- 丰富的黏液
- 针吸物胶样表现
- 上皮碎片细胞多形性很小，排列松散
- 偶见单个恶性细胞
- 胞浆黏液空泡
- 可见毛细血管的间质碎片

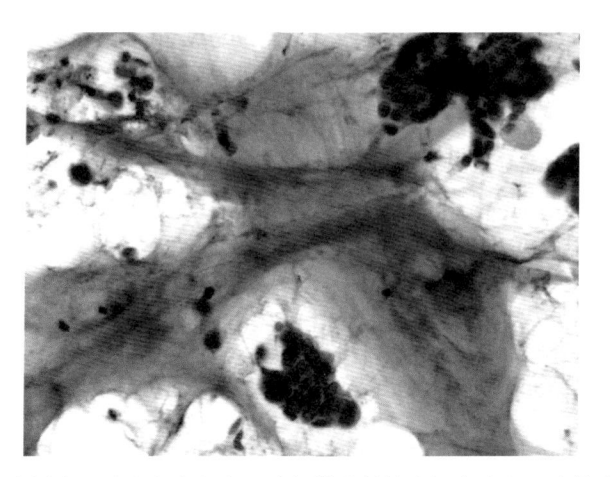

图 4.26 胶样癌。黏液丰富的有几片松散黏付的癌细胞片段，胶样癌的癌细胞常是低级别，需要仔细除外有黏液特征的良性实质，如黏液囊肿和有丰富黏液间质的腺纤维瘤。（涂片，巴氏染色）

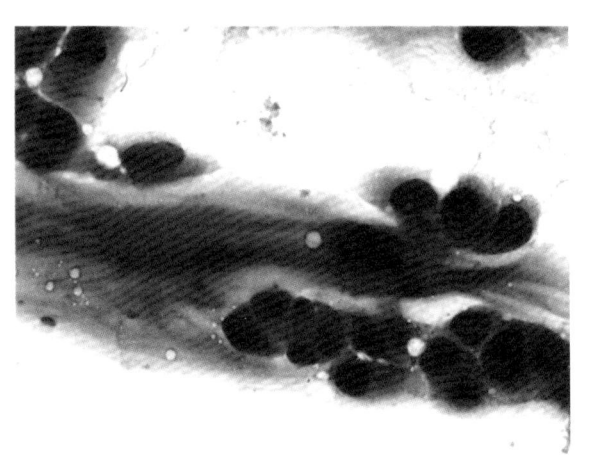

图 4.27　胶样癌。高倍镜显示在丰富的黏液背景下松散弥散的癌细胞有大的多形性核。(涂片，Diff-Quik 染色)

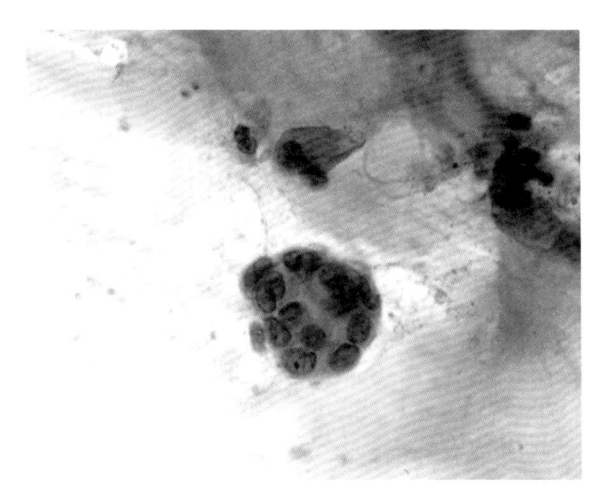

图 4.28　胶样癌。一小团导管癌的三维片段悬在黏液背景中。(涂片，巴氏染色)

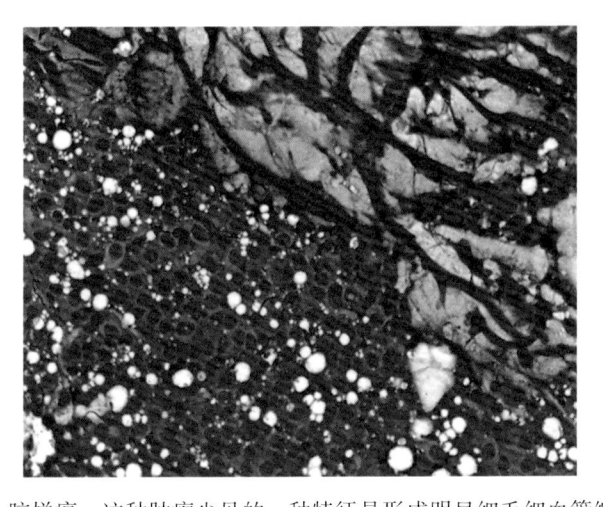

图 4.29 胶样癌。这种肿瘤少见的一种特征是形成明显细毛细血管缠绕的肿块。背景也可见孤立的肿瘤细胞和丰富的黏液。(涂片，Diff-Quik 染色)

诊断误区和鉴别诊断

- 黏液囊肿
- 腺样囊性癌
- 纤维腺瘤有黏液改变

小管癌

临床特征

- 这是导管癌中分化较好的一个亚型，低级别，预后极好
- 发病率低，仅为 1% ~ 2%
- 诊断时的平均年龄为 50 岁
- 肿瘤通常为多中心的，并且多为双侧发生
- 大部分的肿瘤是无法触及的
- 乳腺的 X 线照相显示，肿瘤边界不清，具有放射状毛刺的

星芒状外观，类似放射状瘢痕

- 小管癌常常是非特殊型浸润性导管癌的一种组成成分

细胞形态学特征

（图 4.30 至 4.33）

- 肿瘤完全由梁索状和小管状结构组成（>75%）
- 细胞数量多少不一
- 肿瘤包含黏附成团的上皮碎片，伴有显著的小管状结构
- 小管具有僵硬的管壁，开放的管腔，管腔末端呈扇贝样或直角分枝
- 腺体呈"逗号样"
- 核形单一，具有极小的异型性
- 背景中偶尔可见裸核肌上皮
- 可见致密胶原化的纤维组织

诊断误区和鉴别诊断

- 纤维腺瘤
- 良性导管上皮（例如腺病）

髓样癌

临床特点

- 是一种特殊类型的肿瘤，特点是具有多形性瘤细胞构成的合体细胞片，核分裂象增多，伴有淋巴细胞浸润
- 肿瘤更多见于年轻的患者
- 表现为孤立的，触之软，边界清楚，可活动的肿块
- 临床表现很像纤维腺瘤、良性的囊肿或乳腺内的淋巴结
- 即使已经出现腋窝淋巴结转移，预后仍较好

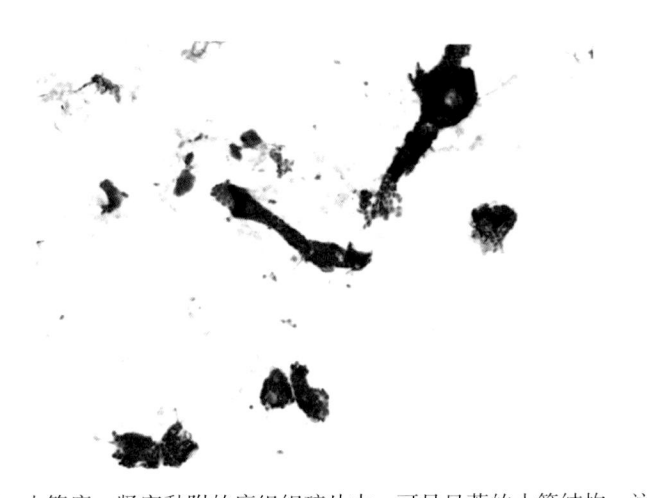

图 4.30 小管癌。紧密黏附的癌组织碎片中，可见显著的小管结构。注意背景中没有任何细胞，包括红细胞。（涂片，巴氏染色）

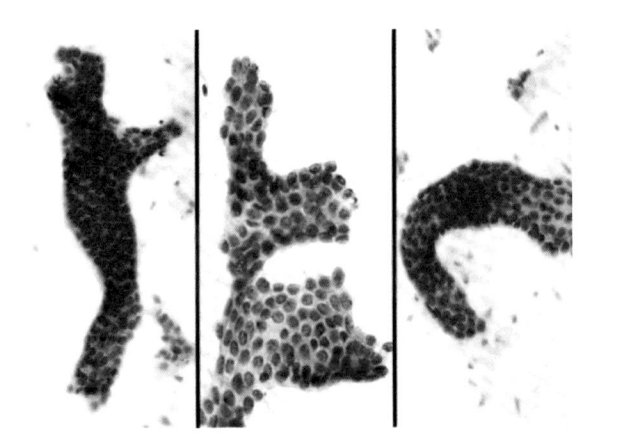

图 4.31 小管癌。这一复合图片显示了肿瘤具有诊断意义的特征：形成僵硬的小管状结构（"水管样"）。同时请注意小管的特征性直角分支。（涂片，巴氏染色）

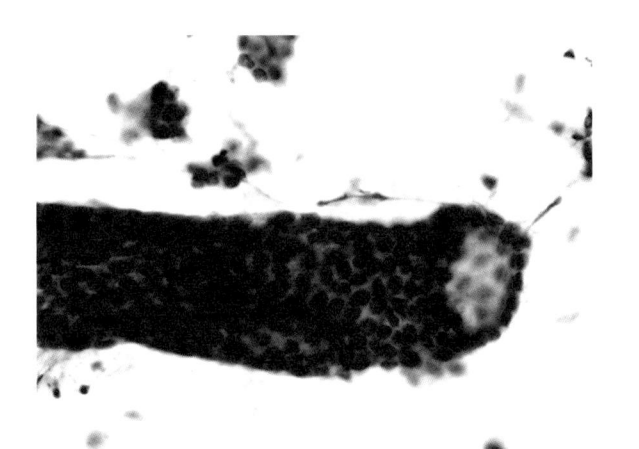

图 4.32　小管癌。小管结构的高倍镜图像。癌细胞单一且一致，呈低级别核的形态。显著的特点包括僵硬的平行的管壁结构和末端开放的管腔。(涂片，巴氏染色)

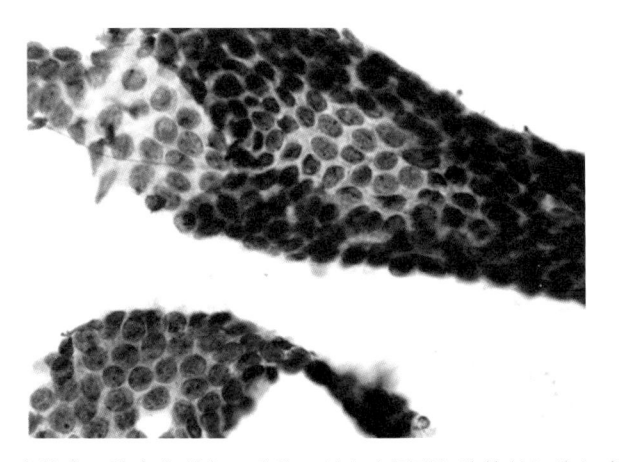

图 4.33　小管癌。肿瘤由形态一致的，具有小圆形细胞核的细胞组成，癌细胞排列成具有开放管腔和显著扇贝形外观（请注意图中六点方向）的小管结构。(涂片，巴氏染色)

细胞形态学特征

（图 4.34 至 4.37）

- 涂片中细胞量丰富
- 相对较大的、多形的细胞，单个散在或呈松散的细胞簇，常常为合体细胞样排列
- 具有大核及大核仁
- 具有巨大核仁的裸核，在 Diff-Quik 染色中更易见到
- 在合体细胞周围常常可以看见作为背景细胞的淋巴细胞
- 细胞的退变 / 坏死

诊断误区和鉴别诊断

- 非特殊型浸润性导管癌

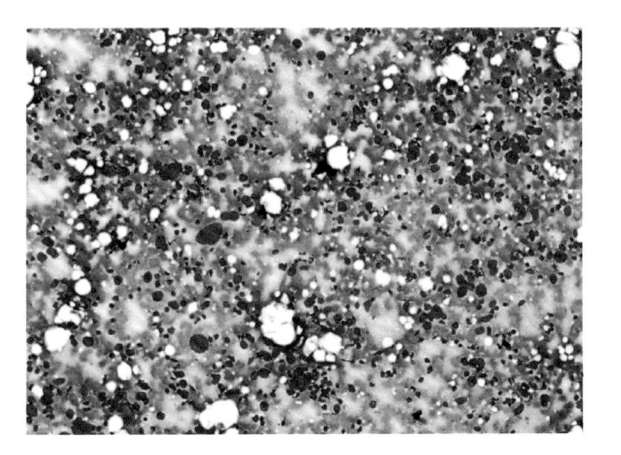

图 4.34 髓样癌。由癌细胞和良性淋巴细胞构成的细胞丰富的涂片。注意裸核癌细胞。（涂片，Diff-Quik 染色）

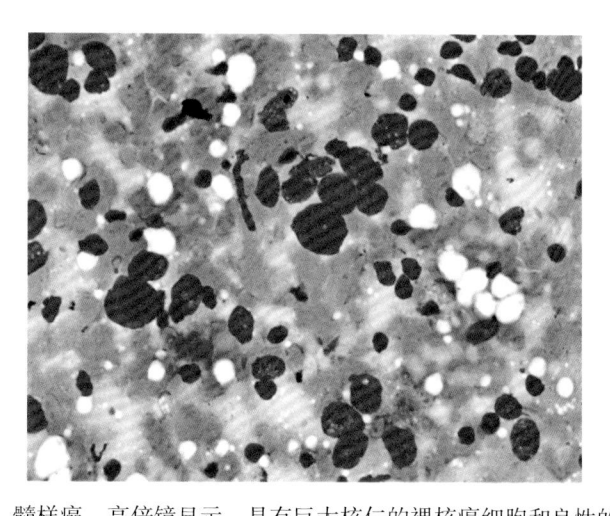

图 4.35　髓样癌。高倍镜显示：具有巨大核仁的裸核癌细胞和良性的淋巴细胞混合在一起。（涂片，Diff-Quik 染色）

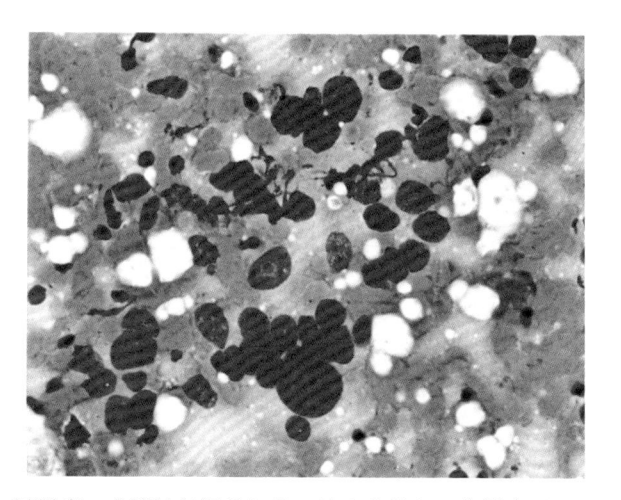

图 4.36　髓样癌。多形性的裸核细胞，具有大核仁，背景中可见少量的淋巴细胞。除了罕见的髓样癌和大汗腺癌之外，原发乳腺癌的癌细胞通常都没有大核仁。（涂片，Diff-Quick 染色）

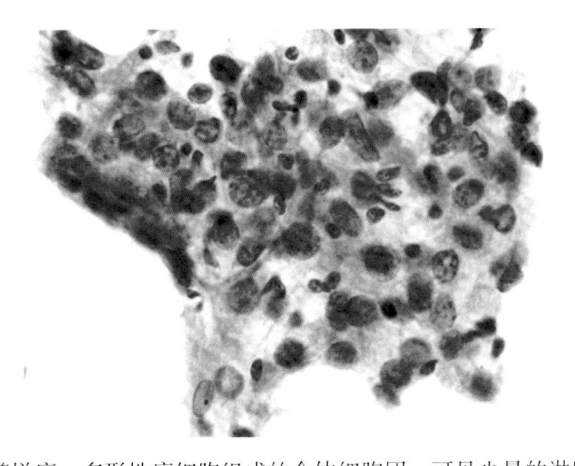

图 4.37 髓样癌。多形性癌细胞组成的合体细胞团。可见少量的淋巴细胞黏附。肿瘤中完全没有腺体的分化。(涂片，Diff-Quik 染色)

分泌型癌

临床特点

- 首例报道于儿童，故又称幼年性癌
- 可发生于儿童，青少年及成人
- 可发生于男性和女性
- 呈管泡状的生长方式

细胞形态学特点

- 涂片中细胞量丰富
- 背景中可见黏液物质
- 癌细胞具有丰富的胞浆和胞浆内空泡
- 可见分泌物"液滴"

诊断误区和鉴别诊断

- 纤维囊性病变，乳头状瘤病
- 哺乳期改变

腺样囊性癌

临床特点

- 具有良好预后的少见肿瘤
- 表现为缓慢增大的乳腺肿块
- 乳腺 X 线照相显示为界限清楚的分叶状肿块

细胞形态学特点

（图 4.38 至 4.39）

- 在巴氏染色的涂片中可见淡蓝色玻璃样液滴 / 圆柱体
- 在 Diff-Quik 染色中则为亮紫红色液滴
- 具有深染的胞核和少量胞浆的小肿瘤细胞围绕在液滴周围
- 肿瘤细胞缺乏清晰的核仁

诊断误区和鉴别诊断

- 有时与乳腺的筛状癌鉴别困难
- 浸润性小叶癌
- 免疫组化在与筛状癌的鉴别中具有一定价值，因为 ER、PR 在筛状癌中通常为阳性，而在腺样囊性癌中则为阴性
- 其他易混淆的还有胶原球病和多形性腺癌

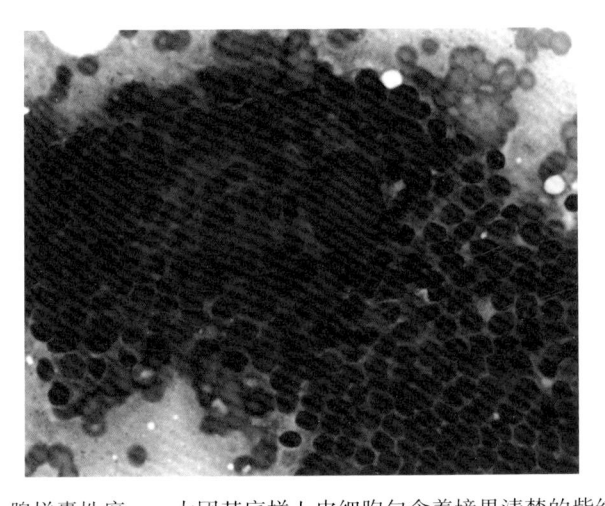

图 4.38 腺样囊性癌。一大团基底样上皮细胞包含着境界清楚的紫红色玻璃样液滴。（涂片，Diff-Quik 染色）

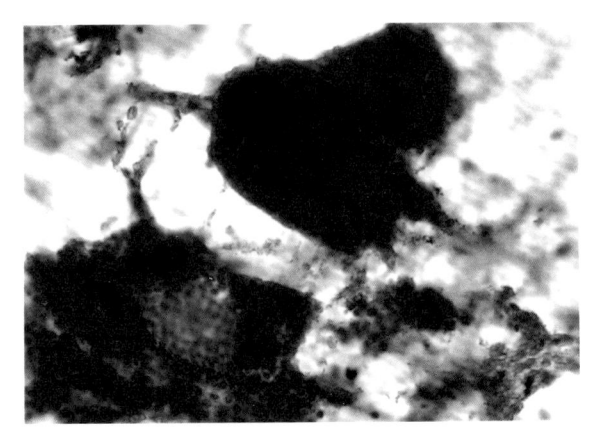

图 4.39 腺样囊性癌。穿刺吸取物中可见两大团由单一、一致且紧密排列的基底样细胞构成的细胞团。在细胞团 7 点位置可见一个大的折光性液滴。（涂片，巴氏染色）

鳞状细胞癌

临床特点

- 这类肿瘤应以鳞状细胞占优势，腺癌伴有鳞状化生的不应包括在内
- 鳞状细胞癌与其他亚型的乳腺癌相比，没有特殊的临床特点
- 鳞状细胞癌可以是化生性癌的一个组成成分，也可以单独存在
- 有 10% ～ 15% 的单纯性鳞状细胞癌出现腋窝淋巴结转移

细胞形态学特点

（图 4.40 至 4.41）

- 细胞性穿刺吸取物
- 肿瘤可以完全由鳞状细胞组成，可表现为角化型、非角化型或梭形
- 背景中可见角化物碎屑和广泛的坏死
- 囊性变和出血

诊断误区和鉴别诊断

- 乳腺原发性鳞状细胞癌和转移性鳞状细胞癌的穿刺细胞学表现完全一致。在这两者的鉴别中，临床病史发挥了关键作用

图 4.40　鳞状细胞癌。分化差的鳞状细胞癌具有由明显异形的癌细胞组成的不规则细胞团，癌细胞核形不规则，核大而深染。在片子的其他区域可见具有明显鳞状分化特点的角化。(涂片，巴氏染色)

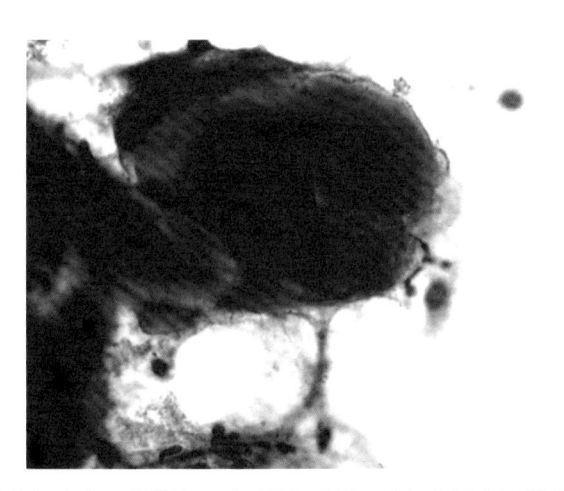

图 4.41　鳞状细胞癌。高倍镜显示恶性细胞团，癌细胞具有显著异形的核及大核仁。注意癌细胞之间的界限清楚，这是该病例中唯一显示其鳞状分化的证据。(涂片，巴氏染色)

炎症型癌

临床特点

- 炎症型癌是具有独特临床表现的一种特殊型乳腺癌
- 绝大多数病例的真皮淋巴管内有显著的癌细胞浸润
- 据报道，炎症型癌的发病率为 1% ～ 10%
- 年龄分布于导管癌，非特殊类型相似
- 常见的临床表现包括广泛的红斑、硬结、皮温升高、压痛、水肿，偶尔可触及包块

细胞形态学特点

- 并没有显著的炎性细胞浸润
- 所谓炎症表现，是因为肿瘤细胞阻塞淋巴管所导致的水肿，与炎症相似
- 潜在浸润的癌细胞形态与分化差的非特殊型导管癌相似，没有特殊的形态学特点
- 因为水肿，通常穿刺的细胞量少。所以穿刺时须做现场评估，以保证获取足够诊断的细胞学样本
- 细胞通常为单个散在或排列成松散的细胞簇
- 可见细小的胞浆内空泡
- 可见具有大核仁的异型细胞核
- 具有肿瘤素质

诊断误区和鉴别诊断

- 急性乳腺炎 / 脓肿
- 孕期 / 哺乳期改变

富于糖原的透明细胞癌

临床特点

- 富于糖原的透明细胞癌是浸润性乳腺癌的一种罕见亚型，占全部乳腺癌的 1% ~ 3%
- 据报道，发病年龄 41 ~ 78 岁，平均年龄 57 岁
- 临床表现与类似非特殊型浸润性导管癌
- 这一亚型比典型的非特殊型导管癌更具有侵袭性，更易发生腋窝淋巴结转移

细胞形态学特点

- 最重要的组织学特点是绝大多数的肿瘤细胞具有富含糖原的透明胞浆
- 肿瘤细胞边界清楚，透明或细颗粒的胞浆中含有 PAS 阳性的糖原，可被淀粉酶消化
- 细胞核深染，核仁明显
- 激素受体的表达情况与非特殊型导管癌类似

诊断误区和鉴别诊断

- 富于糖原的透明细胞癌须与其他"透明细胞肿瘤"鉴别，包括富于脂质癌、透明细胞汗腺瘤、腺肌上皮瘤和转移性肾细胞癌
- 辅助检查包括免疫组化的应用，可以避免误诊

大汗腺癌

临床特点

- 乳腺的纯大汗腺癌罕见，仅占全部乳腺癌的 0.3% ~ 4%

- 按照 WHO 的定义，在大汗腺癌中，应有 90% 以上的肿瘤细胞显示大汗腺细胞形态和免疫组化特征
- 大汗腺癌好发于老年患者，在 60 岁和 70 岁年龄组更多见
- 癌很可能源自先前存在的大汗腺化生，而并非单独发生的
- 对于大汗腺癌的预后意义存在争议。尽管一些报道称大汗腺癌的预后较好，但它与非特殊型浸润性乳腺癌的预后并没有什么差异
- 双侧乳腺的大汗腺癌极少见

细胞形态学特点

（图 4.42 至 4.43）

- 细胞量丰富
- 具有显著的大汗腺细胞形态的肿瘤细胞呈松散排列的片状、梁索状及单个散在分布
- 具有易识别的恶性细胞学形态（核重叠、细胞异形、高核浆比、偶见核分裂）
- 偏位的异形细胞核，致密颗粒状或淡染的嗜酸性胞浆。肿瘤细胞常为双核，具有清晰的细胞边界
- 核仁显著，常见多核细胞
- 背景中可见胞浆碎片、恶性裸核和颗粒状坏死碎屑
- 偏位的细胞核使细胞呈"彗星样"形态
- 偶见坏死 / 组织细胞
- 它代表了细针穿刺细胞病理学诊断的一个灰区
- 对于诊断困难的病例，免疫组化染色 Ki-67(高表达) 和 P53 有助于诊断

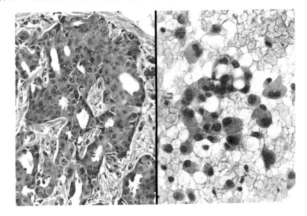

图 4.42 乳汁腺瘤。大图示许多的肿瘤细胞散在分布，细胞呈多角形，且有大量仁和丰富的颗粒状化脓浆。(涂片，Diff-Quik 染色)

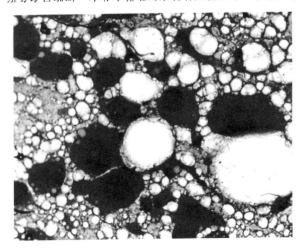

图 4.43 乳汁腺瘤。大图示形态疏松排列呈松散的肿瘤细胞。在其右侧可见一双核细胞，其中主要是颗粒状化脓浆的肿瘤细胞。相应的放大图像显示在右侧图片里。(涂片，巴氏染色，组织学切片，HE 染色)

诊断误区和鉴别诊断

- 不典型鳞化。这是一种并不常见但却是在 FNA 中导致"不典型 / 可疑"诊断的一个已知原因。细胞量中等，不典型的导管上皮细胞排列成合体片状。细胞核卵圆形，核染色质粗颗粒状，具有成角的大核仁及丰富的嗜双色性胞浆。常可见核异型和具有大核仁的奇异形细胞。大汗腺细胞的分化并不明显。据报道可见印戒样的细胞形态。组织学上，不典型鳞化是以单层大汗腺细胞取代导管上皮细胞为特点的，细胞核的大小变化至少为 3 倍。"不典型大汗腺细胞增生"是一种与导管上皮不典型增生具有相似增生特点的病变，因此有人认为它是导管上皮不典型增生的一种形式。此外，据报道，细针穿刺时，在硬化性腺病（非典型大汗腺腺病）的背景中可见非典型大汗腺细胞。尽管在细针穿刺时，不典型鳞化常与大汗腺癌或非特殊型导管癌相混淆，但要记住不典型鳞化中核的不典型性是局灶存在的，而不像癌一样随处可见。并且不典型鳞化中可见较多的肌上皮细胞，没有显著的核分裂和核碎。不典型鳞化是否具有恶行潜能还不确定
- 导管癌伴有神经内分泌分化
- 腺泡细胞癌
- 鳞状细胞癌
- 颗粒细胞瘤
- 转移性肿瘤（恶性黑色素瘤）
- 源于腋窝大汗腺的大汗腺癌应与乳腺原发的大汗腺癌相鉴别

化生性癌

临床特点

- 化生性癌在所有浸润性乳腺癌中所占比例 <1%
- 这一极为罕见的乳腺肿瘤可分为多种亚型，包括腺鳞癌，癌肉瘤（同源或异源）和梭形细胞癌
- 肿瘤可以是单相分化（仅为梭形细胞）或双相肉瘤样分化（癌和肉瘤成分）
- 临床表现与普通的浸润性乳腺癌没有区别
- 肿瘤可以呈囊性
- 肿瘤通常具有高度侵袭性，预后差

细胞形态学特点

（图 4.44 至 4.46）
- 不同的亚型具有不同的形态学特点
- 可以表现为恶性腺上皮和鳞状上皮的混合
- 梭形细胞，具有纺锤形的细胞核和纤细束状的胞浆
- 偶见异染性的间质碎片
- 偶见多核巨细胞和恶性异源性肿瘤成分
- 在涂片背景中偶见坏死和炎性碎屑

诊断误区和鉴别诊断

- 皮肤的良性混合性肿瘤
- 肉瘤
- 囊性病变中的鳞状上皮化生
- 转移癌
- 叶状肿瘤
- 结节性筋膜炎

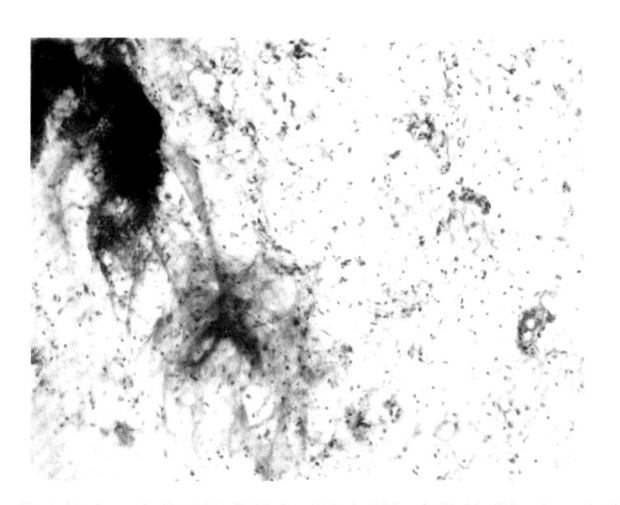

图 4.44 化生性癌。在黏液性背景中可见大量解离的梭形细胞。这种罕见肿瘤的细胞病理学表现常较温和，具有迷惑性。（涂片，巴氏染色）

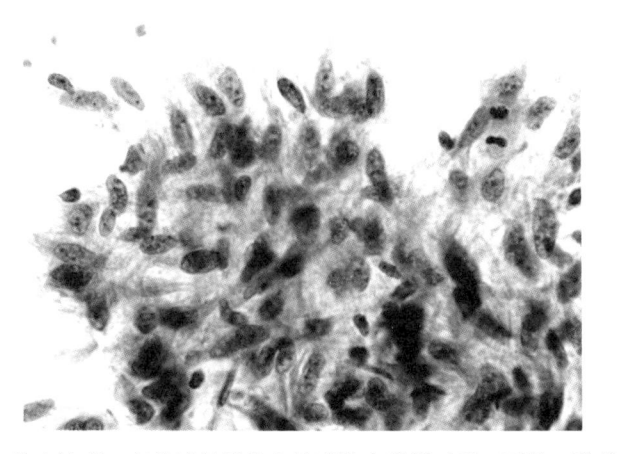

图 4.45 化生性癌。高倍镜显示化生性癌的肉瘤样亚型，可见一致的具有纺锤形核的间叶细胞。注意钝圆的核形及核分裂象。（涂片，巴氏染色）

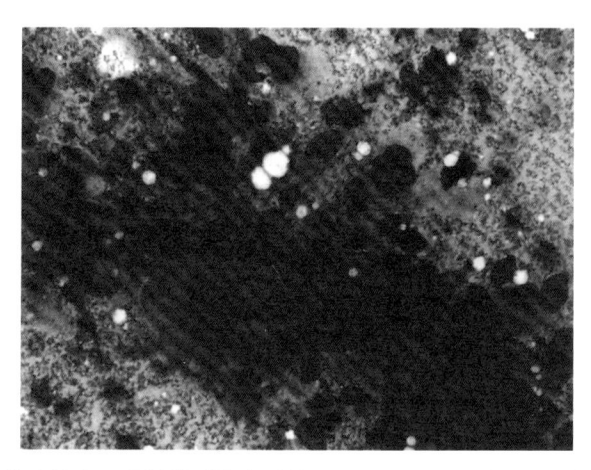

图 4.46　化生性癌。分散排列的多形性恶性细胞，可见异形的裸核镶嵌在颗粒状、黏液性的背景中。这种黏液性间质不应与具有双相表现的纤维腺瘤相混淆。（涂片，Diff-Quik 染色）

伴有破骨巨细胞的癌

临床特点

- 这是一类高级别非特殊型导管癌的少见亚型，其特征为在间质中存在破骨巨细胞
- 大多数的报道病例有淋巴结转移，5 年生存率约为 70%，与普通的浸润性乳腺癌患者类似
- 巨细胞存在于间质中，伴有炎症和成纤维细胞反应，可见外渗的红细胞、淋巴细胞和单核细胞
- 巨细胞为组织细胞源性，免疫组化染色 CD68（KP-1）阳性。超微结构的研究也证实了这一点

细胞形态学特点

（图 4.47）

- 涂片中细胞量丰富
- 破骨细胞样巨细胞与癌细胞混合存在

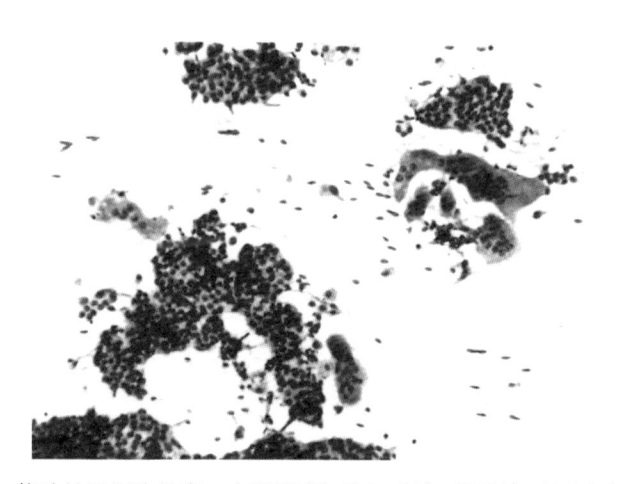

图 4.47 伴破骨巨细胞的癌。在异形癌细胞组成的不规则细胞团片中，包含有多量类似破骨细胞的多核巨细胞。（涂片，巴氏染色）

诊断误区和鉴别诊断

- 纤维囊性病变，乳头状瘤病

神经内分泌癌

临床特点

- 乳腺原发的神经内分泌癌是浸润性乳腺癌的罕见亚型
- 神经内分泌癌占所有浸润性乳腺癌的 2% ～ 5%
- 大部分病例发生于 60 ～ 70 岁

- 神经内分泌肿瘤的临床表现与其他类型乳腺肿瘤无明显区别
- 大部分患者表现为可触及的包块
- 乳腺 X 线照相显示肿瘤结节境界清楚
- 这一类肿瘤通常预后较差
- 神经内分泌肿瘤包括实性内分泌癌、小细胞癌和大细胞神经内分泌癌
- 这组肿瘤与肺及胃肠道的神经内分泌肿瘤类似
- 同一类型的神经内分泌肿瘤中，转移性的比乳腺原发的更常见，而肺是乳腺转移性神经内分泌癌最常见的原发部位
- 非特殊型浸润性乳腺癌可以有局灶神经内分泌分化。但这一类不应归为乳腺原发性神经内分泌癌

细胞形态学特点

(图 4.48)

- 细胞量丰富
- 缺乏异形性的小圆细胞排列松散
- 可见核铸型，核深染，核仁不清，细粉尘样的染色质，核碎裂，核分裂，并常见有核的挤压变形
- 穿刺时，从细胞病理学方面对原发和转移性的神经内分泌癌进行鉴别是不可能的

诊断误区和鉴别诊断

- 一个重要的鉴别诊断就是转移性类癌或小细胞癌
- 除了神经内分泌标记之外的其他免疫组化染色，可以用来鉴别原发性与转移性的神经内分泌癌和小细胞癌

- 通常乳腺的小细胞癌 CK7 阳性而 CK20 阴性；而肺的小细胞癌常 CK7 和 CK20 都为阴性
- 另外，乳腺原发性癌的 ER、PR 和 GCDFP-15 常为阳性
- 在鉴别乳腺小细胞癌和浸润性小叶癌时，E-cadherin 会很有帮助
- 大部分小细胞癌 E-cadherin 阳性，而小叶癌则为阴性
- 这些肿瘤的神经内分泌特性可以用 Syn 和 CHGA 等神经内分泌标记物来证实

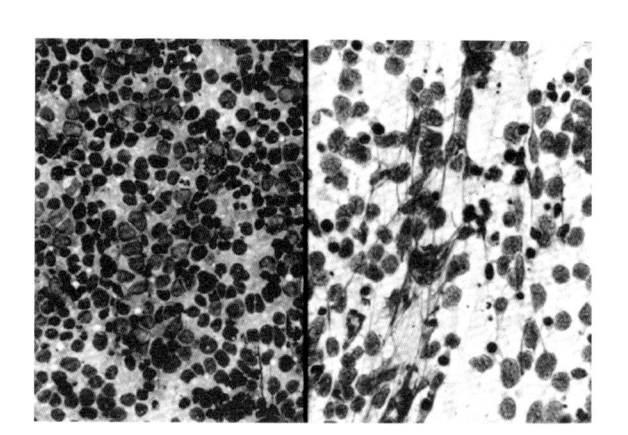

图 4.48　神经内分泌癌。涂片中大量高核浆比的癌细胞单个散在排列，核深染，染色质呈细颗粒状分布。注意在 Diff-Quik 染色中，癌细胞呈淋巴细胞样形态（左图）。也可以看到核的挤压变形和多量的核碎（右图）。（涂片，Diff-Quik 和巴氏染色）

汗腺（或涎腺型）肿瘤

临床特点

- 这是罕见的皮肤肿瘤（每 20 000 例皮肤恶性肿瘤中约有 1 例）
- 发生在乳腺的则极为罕见
- 在汗腺癌中，小汗腺源性的更多见
- 小汗腺癌可以直接源自正常小汗腺的任何部位，或是良性小汗腺肿瘤恶性转化的结果
- 恶性汗腺腺瘤被认为源自小汗腺的远端导管
- 典型的临床表现为一实性或囊实性结节，中年女性略多见

细胞形态学特点

（图 4.49 至 4.50）

- 形态学特点依赖于汗腺肿瘤的类型。可以具有迷惑性地表现为温和的基底细胞样、鳞状上皮样或黏液样。在有限的 FNA 样本中，准确区分乳腺原发性导管肿瘤与汗腺肿瘤是极为困难的，特别是在做 FNA 诊断时，没有完善的临床病史和查体所见

诊断误区和鉴别诊断

- 原发性乳腺癌
- 转移癌

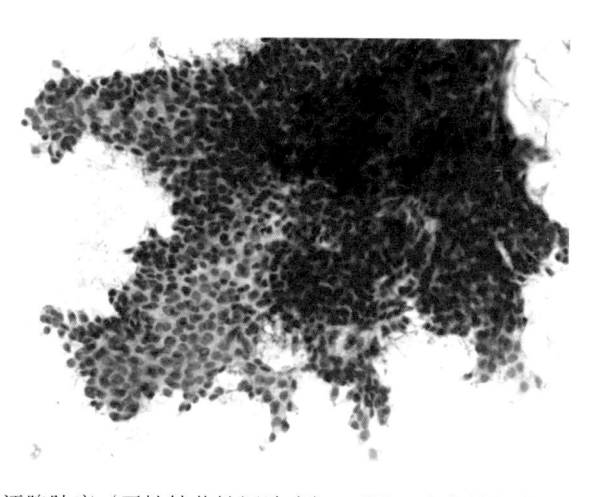

图 4.49 汗腺肿瘤（恶性结节性汗腺瘤）。可见一个大的细胞团片，由形态一致的圆形细胞核组成。与不典型导管上皮增生或分化好的导管癌不易鉴别。但请注意，背景中缺乏单个的上皮细胞。（涂片，巴氏染色）

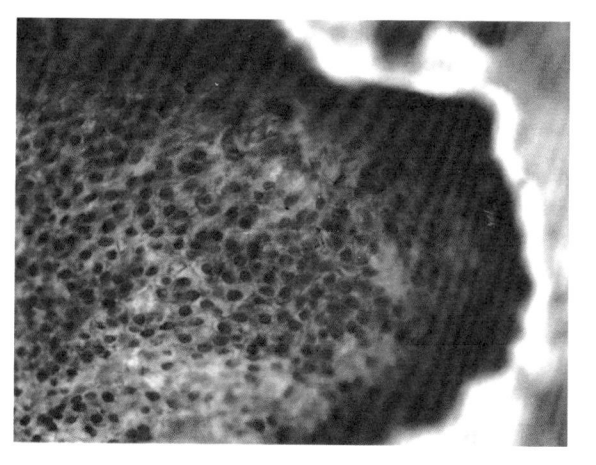

图 4.50 汗腺肿瘤（恶性结节性汗腺瘤）。高倍镜显示黏附成片的上皮细胞团，具有透明的胞浆，圆形而大小一致的细胞核及分界清楚的多角形胞浆边缘。这些肿瘤在细针穿刺中具有低级别的形态，如果细胞病理学医师没有获取足够的查体信息，诊断是很具挑战性的。（涂片，Diff-Quik 染色）

乳腺肉瘤

　　乳腺肉瘤罕见，它由不同的类型组成，在所有乳腺原发肿瘤中所占的比例不到1%。肉瘤包括血管肉瘤、平滑肌肉瘤、间质肉瘤、骨肉瘤和脂肪肉瘤。这些肿瘤的临床表现往往多种多样。下面仅对一些乳腺常见的原发性肉瘤做简要的描述。

血管肉瘤

临床特点

- 乳腺的血管肉瘤罕见，在所有乳腺原发恶性肿瘤中，它所占的比例不到0.05%
- 乳腺的血管肉瘤有三种：①原发性血管肉瘤；②与乳腺切除术所致的淋巴水肿相关的继发性血管肉瘤；③与手术后放疗相关的继发性血管肉瘤
- 血管肉瘤在组织学上可分为三级：Ⅰ级（分化好）、Ⅱ级（中等分化）和Ⅲ级（分化差）
- Ⅷ因子、CD34和CD31的免疫组化染色有助于确定其内皮细胞分化的特点

细胞形态学特点

- 常为沾染血的涂片，细胞量少而稀疏
- 单个圆形至梭形的细胞，核深染，具有明显的核仁
- 胶原化的间质
- 吞噬含铁血黄素的吞噬细胞、纤维素和坏死碎屑
- 可以包含成角的分支血管

诊断误区和鉴别诊断

- 由于大量的血和细胞量稀少可以导致"假阴性"的诊断

- 乳腺的不典型血管瘤可以形似血管肉瘤
- 放疗所致的形态学改变可与血管肉瘤有细胞学特点的交叉
- 消退的血肿/肉芽组织可与血管肉瘤有相似的细胞成分，并且也常为血染的涂片，所以形似血管肉瘤

恶性叶状肿瘤（叶状肉瘤）

　　叶状肉瘤是一种不常见的、具有上皮和间叶两种异源性成分的乳腺恶性肿瘤。细胞和间叶成分的特征是其区别于纤维腺瘤的最重要特点。只有少部分（<10%）的叶状肿瘤组织学上表现为明确的恶性。

临床特征

- 罕见肿瘤，所占比例不到全部乳腺肿瘤的 1%
- 最初的表现为可触及的，迅速增大的，界限清楚的肿块

细胞形态学特征

- 形态多样

诊断误区和鉴别诊断

- 多种病变

平滑肌肉瘤

临床特征

- 乳腺原发的平滑肌肿瘤极罕见，在所有乳腺肿瘤中所占的比例不到 1%

- 肿瘤多起源自乳头和乳晕的平滑肌
- 平滑肌肉瘤也可起源自乳腺组织内。都表现为生长缓慢、可触及的肿块，可有疼痛

细胞形态学特征

- 细胞数量多少不等
- 细胞圆形和梭形，呈单个散在或片状分布
- 核分裂象增多，显著的核不典型性及坏死

诊断误区和鉴别诊断

- 叶状肿瘤
- 化生性癌
- 血管周细胞瘤
- 纤维瘤病

选择性阅读

1. Saqi A, Mercado CL, Hamele-Bena D: Adenoid cystic carcinoma of the breast diagnosed by fine-needle aspiration. Diagn Cytopathol 2004, 30:271-274.

2. Cai G, Simsir A, Cangiarella J: Invasive mammary carcinoma with osteoclast-like giant cells diagnosed by fine-needle aspiration biopsy: review of the cytologic literature and distinction from other mammary lesions containing giant cells. Diagn Cytopathol 2004, 30:396-400.

3. Rajesh L, Dey P, Joshi K: Fine needle aspiration cytology of lobular breast carcinoma. Comparison with other breast lesions. Acta Cytol 2003, 47:177-182.

4. Ng WK, Kong JH: Significance of squamous cells in fine needle aspiration cytology of the breast. A review of cases in a seven-year period. Acta Cytol

2003, 47:27-35.

5. Levine PH, Waisman J, Yang GC: Aspiration cytology of cystic carcinoma of the breast. Diagn Cytopathol 2003, 28:39-44.

6. Kalogeraki A, Garbagnati F, Santinami M, Zoras O: E-cadherin expression on fine needle aspiration biopsies of breast invasive ductal carcinomas and its relationship to clinicopathologic factors. Acta Cytol 2003, 47:363-367.

7. Jain S, Gupta S, Kumar N, Sodhani P: Extracellular hyaline material in association with other cytologic features in aspirates from collagenous spherulosis and adenoid cystic carcinoma of the breast. Acta Cytol 2003, 47:381-386.

8. Pettinato G, Pambuccian SE, Di Prisco B, Manivel JC: Fine needle aspiration cytology of invasive micropapillary (pseudopapillary) carcinoma of the breast. Report of 11 cases with clinicopathologic findings. Acta Cytol 2002, 46:1088-1094.

9. Ng WK, Poon CS, Kong JH: Fine needle aspiration cytology of ductal breast carcinoma with neuroendocrine differentiation. Review of eight cases with histologic correlation. Acta Cytol 2002, 46:325-331.

10. Gomez-Aracil V, Mayayo E, Azua J, Arraiza A: Papillary neoplasms of the breast: clues in fine needle aspiration cytology. Cytopathology 2002, 13:22-30.

11. Sohn JH, Kim LS, Chae SW, Shin HS: Fine needle aspiration cytologic findings of breast mucinous neoplasms: differential diagnosis between mucocelelike tumor and mucinous carcinoma. Acta Cytol 2001, 45:723-729.

12. McKee GT, Tambouret RH, Finkelstein D: Fine-needle aspiration cytology of the breast: Invasive vs. in situ carcinoma. Diagn Cytopathol 2001, 25:73-77.

13. Cangiarella J, Waisman J, Shapiro RL, Simsir A: Cytologic features of tubular adenocarcinoma of the breast by aspiration biopsy. Diagn Cytopathol

2001, 25:311-315.

14. Wong NL, Wan SK: Comparative cytology of mucocelelike lesion and mucinous carcinoma of the breast in fine needle aspiration. Acta Cytol 2000, 44:765-770.

15. Tse GM, Ma TK: Fine-needle aspiration cytology of breast carcinoma with endocrine differentiation. Cancer 2000, 90:286-291.

16. Taniguchi E, Yang Q, Tang W, Nakamura Y, Shan L, Nakamura M, Sato M, Mori I, Sakurai T, Kakudo K: Cytologic grading of invasive breast carcinoma. Correlation with clinicopathologic variables and predictive value of nodal metastasis. Acta Cytol 2000, 44:587-591.

17. Jayaram G, Swain M, Chew MT, Yip CH: Cytologic appearances in invasive lobular carcinoma of the breast. A study of 21 cases. Acta Cytol 2000, 44:169-174.

18. Kumar PV, Talei AR, Malekhusseini SA, Monabati A, Vasei M: Papillary carcinoma of the breast. Cytologic study of nine cases. Acta Cytol 1999, 43:767-770.

19. Gupta RK: Cytodiagnostic patterns of metaplastic breast carcinoma in aspiration samples: a study of 14 cases. Diagn Cytopathol 1999, 20:10-12.

20. Yu GH, Cajulis RS, De Frias DV: Tumor cell (dys)cohesion as a prognostic factor in aspirate smears of breast carcinoma. Am J Clin Pathol 1998, 109:315-319.

21. Joshi A, Kumar N, Verma K: Diagnostic challenge of lobular carcinoma on aspiration cytology. Diagn Cytopathol 1998, 18:179-183.

22. Dawson AE, Mulford DK: Fine needle aspiration of mucinous (colloid) breast carcinoma. Nuclear grading and mammographic and cytologic findings. Acta Cytol 1998, 42:668-672.

23. Park IA, Ham EK: Fine needle aspiration cytology of palpable breast lesions. Histologic subtype in false negative cases. Acta Cytol 1997, 41:1131-1138.

24. Moroz K, Lipscomb J, Vial LJ, Jr., Dhurandhar N: Cytologic nuclear grade of malignant breast aspirates as a predictor of histologic grade. Light microscopy and image analysis characteristics. Acta Cytol 1997, 41:1107-1111.

25. Greeley CF, Frost AR: Cytologic features of ductal and lobular carcinoma in fine needle aspirates of the breast. Acta Cytol 1997, 41:333-340.

26. Layfield LJ, Dodd LG: Cytologically low grade malignancies: an important interpretative pitfall responsible for false negative diagnoses in fine-needle aspiration of the breast. Diagn Cytopathol 1996, 15:250-259.

27. Lamb J, McGoogan E: Fine needle aspiration cytology of breast in invasive carcinoma of tubular type and in radial scar/complex sclerosing lesions. Cytopathology 1994, 5:17-26.

28. Rogers LA, Lee KR: Breast carcinoma simulating fibroadenoma or fibrocystic change by fine-needle aspiration. A study of 16 cases. Am J Clin Pathol 1992, 98:155-160.

29. Howell LP, Kline TS: Medullary carcinoma of the breast. An unusual cytologic finding in cyst fluid aspirates. Cancer 1990, 65:277-282.

30. Stanley MW, Tani EM, Skoog L: Metaplastic carcinoma of the breast: fine-needle aspiration cytology of seven cases. Diagn Cytopathol 1989, 5:22-28.

（何淑蓉　陈　岚译　刘冬戈　王　鹏校）

第五章
转移性和继发性肿瘤

　　乳腺转移和继发性肿瘤较原发肿瘤而言要少见得多，只占全部乳腺肿瘤的 0.5% ～ 2%，然而在非外科治疗之前要得出快速确诊，对这些病例进行准确的细针穿刺诊断是必需的。乳腺最常见的转移和继发性肿瘤有恶性黑色素瘤、非霍奇金淋巴瘤以及肺、泌尿生殖道和女性生殖道的癌。但几乎所有已知肿瘤都发现有乳腺转移，这不仅给治疗医师和放射科医师制造了一些麻烦，而且吸出的病变对于病理科医师也带来了诊断难题。在影像学上，包括乳腺放射检查和超声，这些病变常常表现为较大的单个圆形孤立结节或肿块，通常缺乏原发性乳腺癌的不规则边界和微小钙化灶。

　　因此结合病史是很关键的，另外，在乳腺穿刺现场评估中遇见一个不寻常的细胞形态时，应该要获得额外的样本分别做相应的检查，包括流式细胞术，免疫酶化学，分子遗传学及电镜。如果无法做出现场评估，应该要获取足够的样本做细胞块 / 细胞离心涂片来辅助诊断。

血液肿瘤：恶性淋巴瘤和浆细胞肿瘤

临床特征

- 乳腺淋巴瘤，无论是原发还是继发，都非常罕见，也都可以出现在任何年龄
- 可以是多发病变，近 10% 患者表现为双侧病变
- 临床表现可以类似于原发性乳腺癌

- 大多数原发和继发性淋巴瘤或浆细胞肿瘤通常表现为大小不一、境界清楚的病变
- 乳腺淋巴瘤包括霍奇金淋巴瘤，通常与普通淋巴瘤的表现相同，做出诊断并不困难
- 然而，极少病例可以与原发性乳腺癌伴发，伴发淋巴瘤多为弥漫大 B 细胞淋巴瘤
- 免疫细胞化学或流式细胞术的免疫表型可确立诊断
- 超过三分之一的淋巴瘤患者有腋窝淋巴结受累
- 乳腺浆细胞瘤罕见，通常表现为境界清楚的肿块，影像学上表现为实性病变

细胞形态学特征

（图 5.1 至 5.5）

- 细胞学特征依赖血液肿瘤的类型；可与已知原发肿瘤的标本作对比
- Reed-Sternberg 细胞对霍奇金淋巴瘤有诊断价值

诊断误区与鉴别诊断

- 误认为神经内分泌癌
- 误认为浸润性小叶癌
- 误认为转移性肿瘤
- 浆细胞瘤应与浆细胞乳腺炎或淀粉样瘤鉴别
- 良性病变如乳腺内淋巴结的淋巴组织增生可能造成诊断困难
- 免疫组织化学及辅助技术如流式细胞术等是得出正确诊断的关键技术

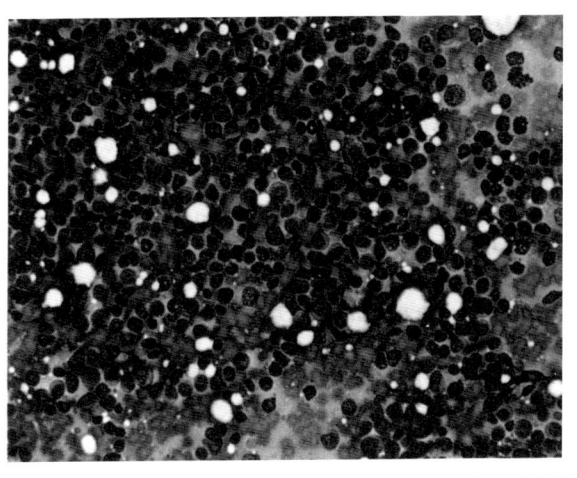

图 5.1 非霍奇金淋巴瘤。涂片细胞量大，有非典型的单一形态的大淋巴细胞。可见少量核分裂象。核显示有明显核仁，注意少量核分裂象。（涂片，Diff-Quik 染色）

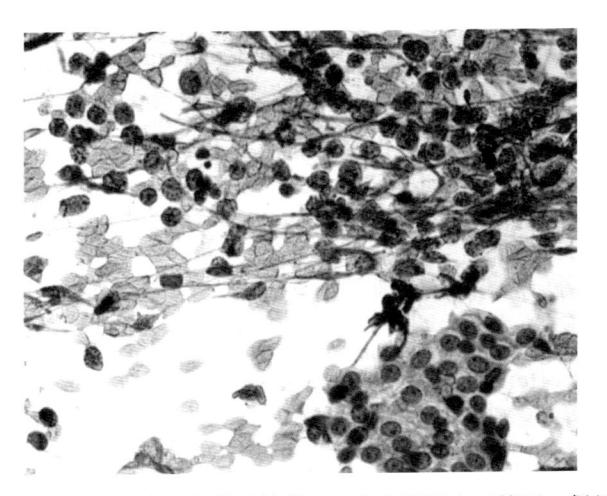

图 5.2 非霍奇金淋巴瘤。大的恶性淋巴细胞有明显人工挤压，偶见核分裂象。注意右下方局部完整的良性导管上皮的碎片。（涂片，巴氏染色）

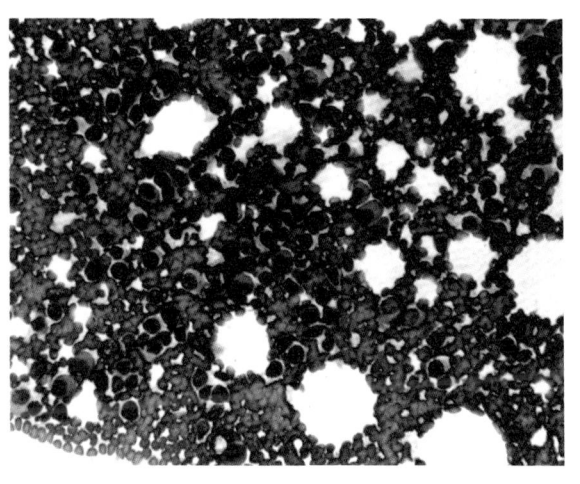

图 5.3 浆细胞瘤。一个离解的小圆细胞群，以有成熟表现的浆细胞为主。浸润性导管癌中，离散的恶性细胞会因为有核偏位的表现，而与浆细胞肿瘤相混淆。(涂片，Diff-Quik 染色)

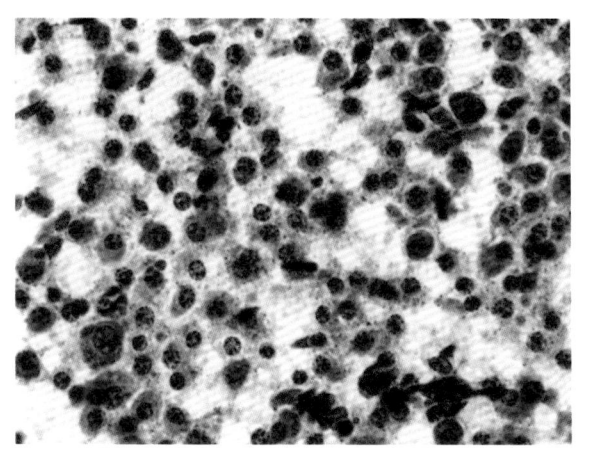

图 5.4 浆细胞瘤。穿刺标本来自一个先前没有浆细胞瘤病史的男性患者，穿自乳房外上象限。特征性的斑块状"表盘样"的染色质较为显著。(涂片，巴氏染色)

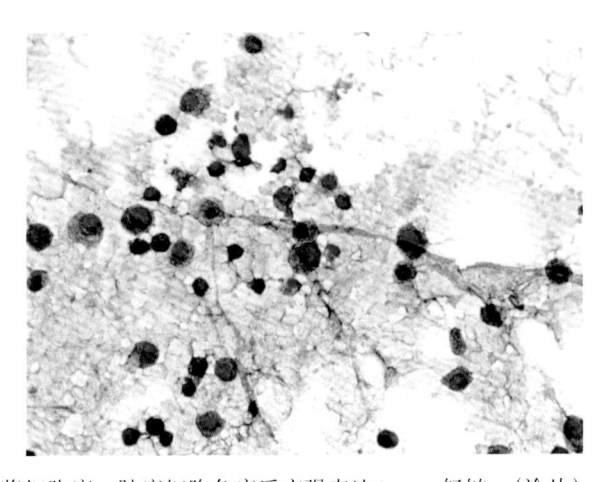

图 5.5 浆细胞瘤。肿瘤细胞免疫反应强表达 kappa 轻链。（涂片）

转移性肿瘤

临床特征

- 乳腺是转移性疾病的罕见转移部位，通常难以得到另一原发肿瘤的病史。（例如隐匿性转移）
- 乳腺转移性疾病占所有乳腺恶性病变的 0.5% ~ 6%，绝大多数发生于女性
- 最常见的转移来自对侧乳腺
- 事实上，任何恶性肿瘤都可能转移至乳腺
- 转移至乳腺的最常见肿瘤是肺癌及恶性黑色素瘤，其次来自卵巢、肾、甲状腺、宫颈、胃及前列腺
- 在儿童及青少年，横纹肌肉瘤是一个常见的来源
- 其他部位的转移也有报道
- 在男性，前列腺癌是乳腺转移性肿瘤的一个最常见的来源
- 肿瘤通常位于乳腺深部，境界清楚，可自由活动

- 以囊性肿块为主的罕见
- 转移性肿瘤可以表现多结节和双侧
- 转移性肿瘤可以在临床上，影像学上及细胞病理学上与原发乳腺癌相似
- 肉瘤可以与原发性乳腺癌伴发或从其他部位转移
- 腋窝淋巴结经常受累
- 转移性肿瘤最常定位于乳腺外上象限
- 转移性乳腺癌极少见有微小钙化灶，报道在转移性卵巢癌中有一些罕见病例有砂粒体

细胞形态学特征

（图 5.6 至 5.15）

- 细胞学特征依赖原发肿瘤的类型
- 通常从转移性肿瘤吸出的细胞量丰富
- 如果细胞形态不符合原发乳腺癌的特点，应考虑有其他可能的诊断，包括转移性肿瘤
- 原发肿瘤来源不同，穿刺标本可能有各种细胞类型，包括细胞大小及细胞排列不一的多形及梭形细胞
- 一些转移性肿瘤可与原发乳腺肿瘤类似，例如鳞癌、透明细胞癌或黏液癌
- 恶性黑色素瘤（图 5.12 至 5.14）、鳞状细胞癌（图 5.15）、各种腺癌、多形性肉瘤等呈现大细胞的多形性细胞团
- 黑色素瘤、淋巴瘤、白血病及分化差的癌呈现离散的细胞形态
- 恶性黑色素瘤可有色素 / 核内包涵体，可以有双核或多核。（图 5.12 至 5.14）
- 肺神经内分泌肿瘤和小细胞癌呈现小的肿瘤细胞（图 5.6 至 5.7）

- 梭形细胞常提示各种类型的肉瘤
- 肉瘤的穿刺标本的细胞量较大，呈现梭形细胞结构
- 电子显微镜及间叶源性标志物的免疫染色有助于肉瘤的确诊

诊断误区与鉴别诊断

- 原发性乳腺癌与转移性肿瘤的治疗方法及预后不同，因此二者的鉴别尤为关键
- 虽然二者的临床表现可以相似，但一般而言，转移性肿瘤乳头溢液及皮肤皱缩并不常见
- 转移性肿瘤有不同的影像学特征，从类似囊肿或纤维腺瘤到例如髓样癌之类的恶性病变
- 微小钙化灶不常见，除了在卵巢或甲状腺的转移肿瘤中有一些罕见病例有砂粒体
- 有乳腺转移性肿瘤的患者通常预后不良，约 80% 的病例在 1 年内死亡
- 仅凭细针吸细胞学或粗针活检来鉴别原发性乳腺癌和转移性肿瘤有时并不可能，理解这一点相当重要
- 诊断乳腺转移性肿瘤最初也是非常关键的步骤，是辨认出其细胞形态并不是原发性乳腺癌的常规形态
- 这应该提醒细胞病理学家去探查转移的可能
- 再次仔细回顾临床病史以及复查原发肿瘤的病理切片可帮助确立诊断
- 慎重选用一组免疫组织化学染色及电子显微镜和流式细胞术等辅助检查，也是有助于诊断的
- 有效的免疫染色包括激素受体，例如雌激素、孕激素及 GCFDP-15；其阳性染色通常有助于分检出乳腺的原发性肿瘤
- 如果免疫化学结果有可比性，在原发性肿瘤上重复做这组免疫化学会有助于鉴别转移性肿瘤

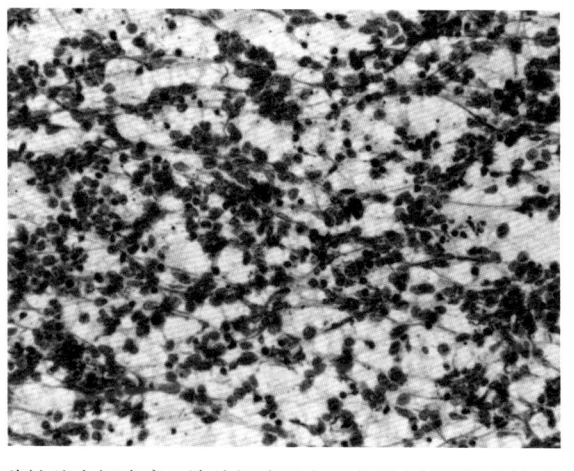

图 5.6 转移性肺小细胞癌。涂片细胞量大，表现出特征性的神经内分泌细胞形态学特点，即是小圆或卵圆形核、染色质细腻、铸型核、核人工挤压及大量的核破裂。仅凭形态学无法与乳腺原发性神经内分泌癌鉴别。(涂片,巴氏染色)

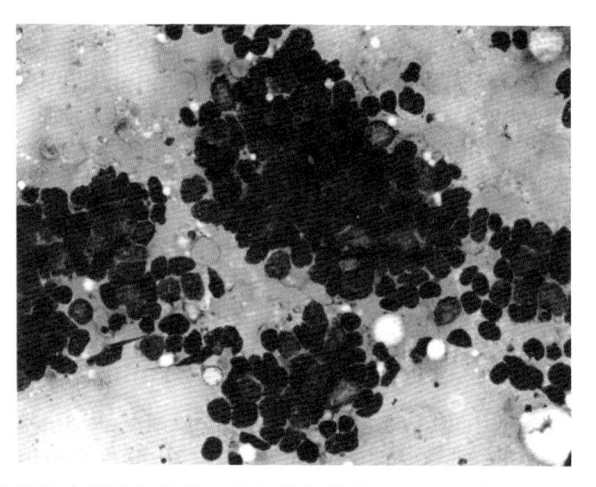

图 5.7 转移性宫颈小细胞癌。患者分期较晚，出现乳腺肿块。细胞形态学特点与原发的宫颈肿瘤一致。涂片细胞量大，有大团神经内分泌细胞，有高度异型性。注意其明显的核铸型、胞浆少及丰富的核碎片。(涂片，Diff-Quik 染色)

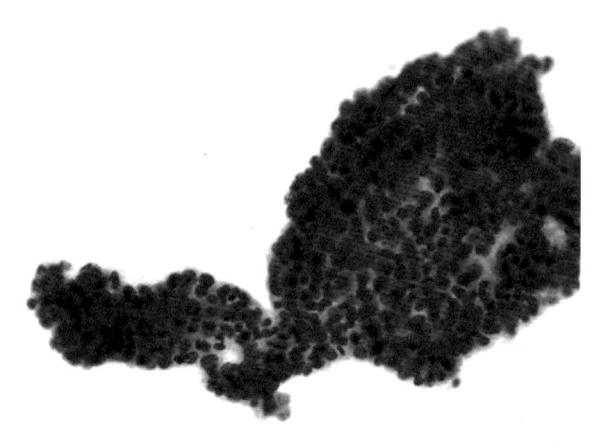

图 5.8 转移性卵巢乳头状浆液性腺癌。患者穿刺时已知有卵巢原发癌。注意大块组织片块的乳头状结构。形态学上无法与乳腺原发乳头癌鉴别。（涂片，巴氏染色）

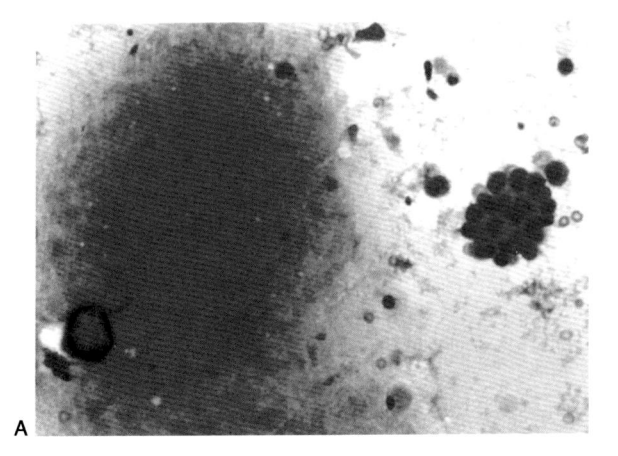

图 5.9 （A）转移性卵巢乳头状浆液性腺癌。8 点方向一个明显的砂粒体，可见三维结构的组织碎片及丰富的囊性碎片。（涂片，Diff-Quik 染色）

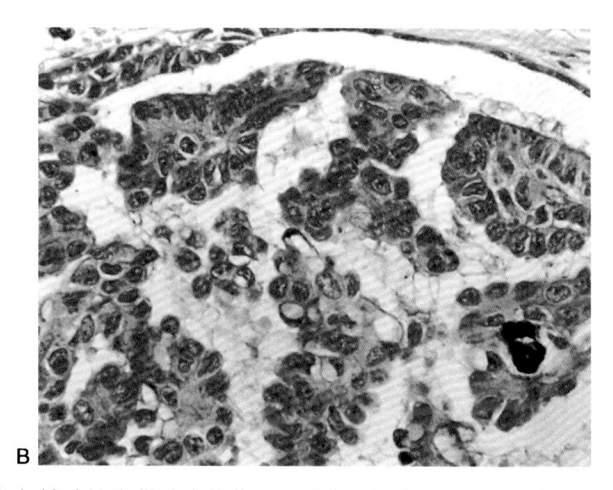

图 5.9　（B）转移性卵巢乳头状浆液性腺癌。肿瘤对应的组织学切片显示发育良好的乳头状结构及砂粒体。（HE 染色）

图 5.10　转移性甲状腺髓样癌。一个形态不规则的细胞团，可见异形的恶性细胞，核浆比高，有明显的异型性及大小、形态及数目不等的核仁。近视野中心处可见一少见的核内包涵体。涂片本身无法直接提示诊断髓样癌，当处理乳腺转移性肿瘤时临床病史及免疫酶化学起关键作用。（涂片，Diff-Quik 染色）

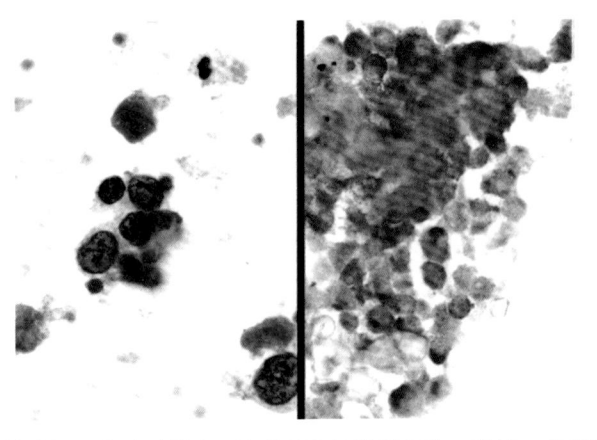

图 5.11 转移性甲状腺髓样癌。注意孤立的肿瘤细胞，裸核，有无定形物的碎片，符合是淀粉样蛋白（左侧）。降钙素免疫染色强阳性（右侧）。（涂片，巴氏染色）

图 5.12 转移性恶性黑色素瘤。孤立、单个排列的异形恶性细胞。注意明显的大小、形态及数目不等的核仁和细长的胞浆甩尾。转移性黑色素瘤很像原发性乳腺癌，而且发生乳腺转移也并不罕见。（涂片，巴氏染色）

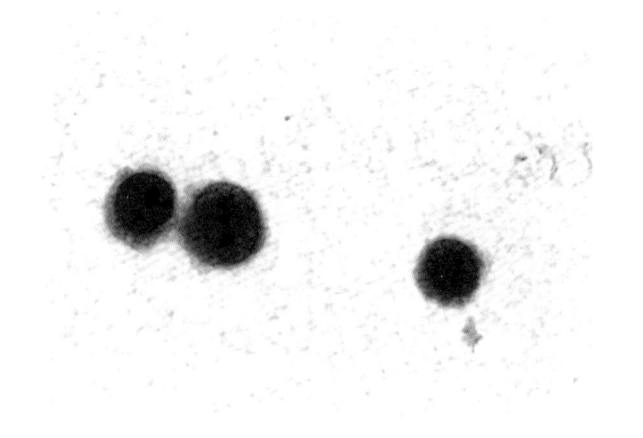

图 5.13 转移性恶性黑色素瘤。此例表现为一个乳腺囊性肿块，针吸标本显示稀少单一的恶性细胞，形态类似组织细胞和炎症细胞。（涂片，巴氏染色）

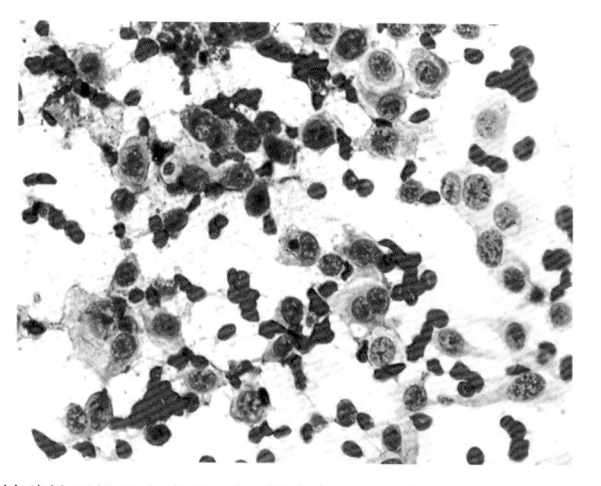

图 5.14 转移性恶性黑色素瘤。注意恶性细胞有明显的上皮样形态，核圆至卵圆，有巨大核仁。常可见到双核细胞。（涂片，巴氏染色）

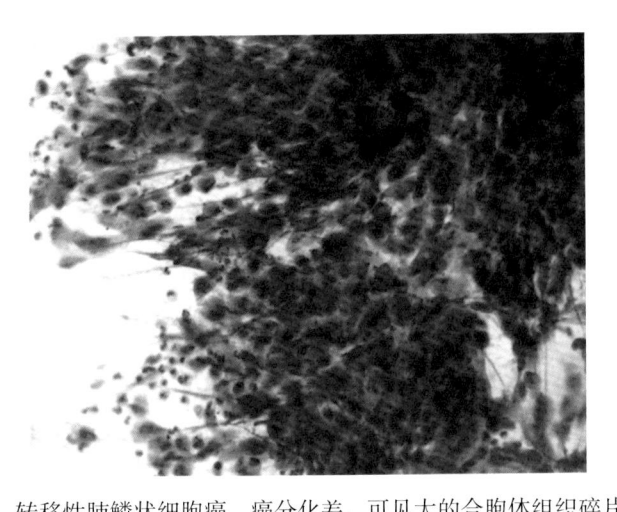

图 5.15 转移性肺鳞状细胞癌。癌分化差，可见大的合胞体组织碎片。未见角化。(涂片，巴氏染色)

选择性阅读

1. Levine PH, Zamuco R, Yee HT: Role of fine-needle aspiration cytology in breast lymphoma. Diagn Cytopathol 2004, 30:332-340.

2. Ewing CA, Miller MJ, Chhieng D, Lin O: Nonepithelial malignancies mimicking primary carcinoma of the breast. Diagn Cytopathol 2004, 31:352-357.

3. Singh NG, Kapila K, Dawar R, Verma K: Fine needle aspiration cytology diagnosis of lymphoproliferative disease of the breast. Acta Cytol 2003, 47:739-743.

4. Filie AC, Simsir A, Fetsch P, Abati A: Melanoma metastatic to the breast: utility of fine needle aspiration and immunohistochemistry. Acta Cytol 2002, 46:13-18.

5. David O, Gattuso P, Razan W, Moroz K, Dhurandhar N: Unusual cases of metastases to the breast. A report of 17 cases diagnosed by fine needle

aspiration. Acta Cytol 2002, 46:377-385.

6. Akcay MN: Metastatic disease in the breast. Breast 2002, 11:526-528.

7. Cangiarella J, Waisman J, Cohen JM, Chhieng D, Symmans WF, Goldenberg A: Plasmacytoma of the breast. A report of two cases diagnosed by aspiration biopsy. Acta Cytol 2000, 44:91-94.

8. Cangiarella J, Symmans WF, Cohen JM, Goldenberg A, Shapiro RL, Waisman J: Malignant melanoma metastatic to the breast: a report of seven cases diagnosed by fine-needle aspiration cytology. Cancer 1998, 84:160-162.

9. Domanski HA: Metastases to the breast from extramammary neoplasms. A report of six cases with diagnosis by fine needle aspiration cytology. Acta Cytol 1996, 40:1293-1300.

10. Sneige N, Zachariah S, Fanning TV, Dekmezian RH, Ordonez NG: Fine-needle aspiration cytology of metastatic neoplasms in the breast. Am J Clin Pathol 1989, 92:27-35.

（张 伟译 王 鹏校）

第六章
乳腺导管冲洗液

为了获得乳头抽吸液（nipple aspiration fluid, NAF），用注射器连接吸杯放置于乳头上，用毛细管收集抽吸液。这个方法可以从 59% ~ 99% 的妇女中获得 NAF。可获得容量为 20 ~ 30μl 的液体（范围 1 ~ 200）。NAF 中大约 77% 的细胞是吞噬细胞来源的泡沫细胞，只有 13% 是导管上皮细胞（平均 120 个细胞/导管）。NAF 的评价标准是从 20 世纪 70 年代发展而来，类似于应用于乳腺 FNA 中的标准。通过对 2701 个没有乳腺癌家族史并且入组时未患有乳腺癌的妇女志愿者的 NAF 细胞学发现进行前瞻性研究。这个组人在平均随访 12.7 年后乳腺癌的总发生率为 4.4%。在这个研究中，乳腺癌的发生率和相对危险性都伴随 NAF 细胞学诊断的严格性增加而增加（表 6.1）。虽然与不正常 NAF 相关的乳腺癌相对危险性在这个数据的最新分析中有所下降，但这些结果在应用乳腺细胞学评价乳腺癌危险性中引起众多关注。

一些研究者检测了 NAF 与乳腺肿瘤相关的因素；还有人进行了 NAF 的蛋白质组学分析和分子学评价，但是目前这些都没有应用于临床。

表 6.1 乳头抽吸液细胞学和乳腺癌相关性研究：前瞻性评估 2343 例女性乳头抽吸液，平均随访 12.7 年

细胞学诊断	女性乳腺癌患者 / 有相同诊断	乳腺癌的百分比	校正的相对危险性
无乳腺液体	9/352	2.6	1.0
不满意	15/315	4.8	1.4
正常	56/1291	4.3	1.8
增生	18/327	5.5	2.5
异型性增生	6/58	10.3	4.9
总和	104/2343	4.4	

容量少、上皮细胞稀少和大量退行性改变使 NAF 的应用受到限制。导管冲洗液的发展已经消除了这些问题。

导管冲洗液（Ductal lavage，DL）是一种微创性方法，能够收集体内导管上皮细胞。用微导管插入溢液的乳头导管内，用 10 ~ 20ml 的生理盐水以 2 ~ 4ml 的增量冲洗；收集冲洗液，然后检查上皮细胞的细胞学。在一项研究中对比了一组具有乳腺癌高度危险性的妇女的 NAF 和 DL 样本，用 DL 获得的样本含有比 NAF 更多的导管细胞。在这项研究中，DAF 和 DL 都确诊了 2 个之前未诊断的癌，但是 DL 伴有不正常细胞学改变（轻度和明显异型）的病例数要比 NAF 的 4 倍还要多（表 6.2）。一些研究者提出用 DL 来评价乳腺癌的危险性，但是还没有数据指导。

表 6.2 经乳头抽吸液和导管冲洗液获得的样本特点

	乳头抽吸液（417 位女性）	导管冲洗液（383 位女性）
上皮细胞 / 导管	120（范围 10 ~ 74 300）	13500（范围 43 ~ 492 000）
满意的样本	27%	78%
轻度异型性	27（6%）	66（17%）
异型性	12（3%）	24（6%）
恶性	2（<1%）	2（<1%）

　　由于历史原因，在可行性研究中多采用微孔过滤器准备 DL（和 NAF）样本，但是液基准备样本和细胞甩片（cytospin）也被应用。在可行性研究中，允许结合之前的结果，满意的 DL 标本仅要求每个导管 10 个上皮细胞。因为 DL 可以获得至少比 NAF 多 10 倍的细胞量，对满意的 DL 样本应该要求更多的细胞数。尽管如此，即使在 DL 样本中出现了丰富的上皮细胞也不能保证其充分反映了导管的病变。

　　用于评价 DL 的细胞学标准类似于乳腺 FNA 的标准。直接比较从同一乳腺癌病人获取的 DL 及 FNA 样本愈加突出了这两种类型样本的形态学相似性。细胞排列、细胞大小、核大小和大小差异、核膜不规则，染色质颗粒状和出现大核仁，是确定 DL 样本中上皮细胞不正常的最有帮助的细胞学特点。

　　良性导管细胞（图 6.1 至 6.3）通常表现为少于 3 层的扁平片状和簇状细胞。这些细胞体积小并且一致，伴有少量小的核仁。肌上皮同良性导管细胞混合性出现。

　　在异型性导管细胞中（图 6.4 至 6.10），轻度异型性被定义为出现伴有轻度核增大的导管细胞。这些上皮细胞排列为单层，小簇状和单个细胞。细胞膜光滑，核染色质细颗粒状，可见小核仁。

　　伴有明显异型性的导管细胞可以单独出现，表现为单层或小簇状；在一半的病例中可以看到超过两层的大团细胞。这些细胞显示不规则的排列，中度到明显的增大，伴有很大的核浆比，并有核重叠、核变形（anisonucleosis）、不规则的核膜和粗的染色质。也可见到多核细胞和核分裂。在约一半的伴有明显异型性的病例中可见钙化，但坏死碎片罕见。

　　DL 标本中的肿瘤细胞显示恶性的特征。我们的经验是，要作出明确恶性的诊断，恶性细胞的数量也起到决定性的作用。

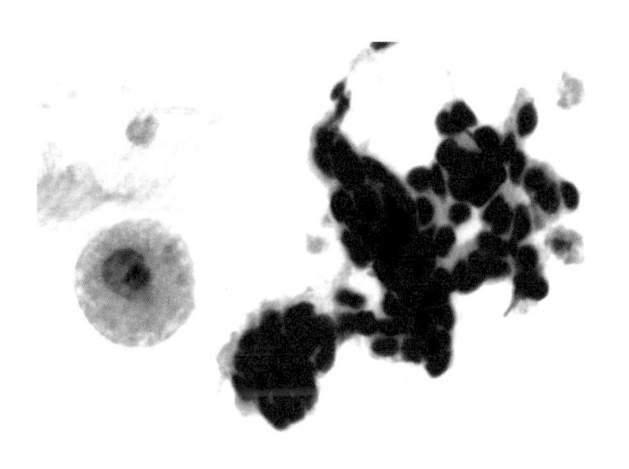

图 6.1　良性的导管细胞，大小一致，伴有不清楚的细胞边界，可以排列成小于三层细胞的小簇状结构。 注意相对于吞噬细胞来说（导管细胞右侧）小的细胞核。（新柏氏 ®，巴氏染色）

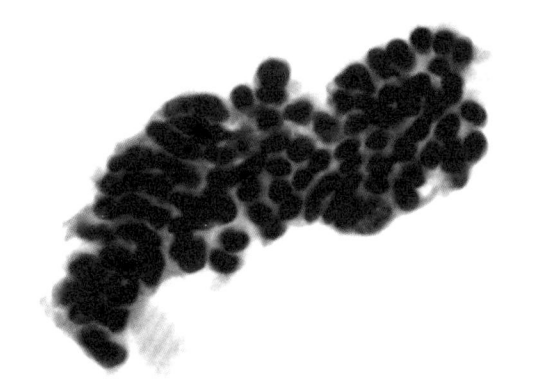

图 6.2　一簇呈蜂巢状的良性导管细胞黏聚成团。（新柏氏 ®，巴氏染色）

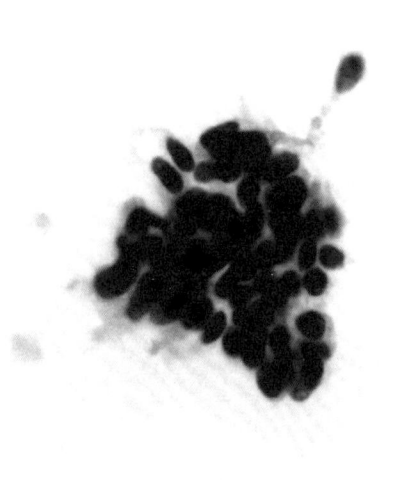

图 6.3 良性导管细胞呈假乳头状三维立体细胞团（少于 3 层细胞）。核轻度增大，但是大小一致且分布规则。可见极少数且不明显的核仁。（新柏氏 ®，巴氏染色）

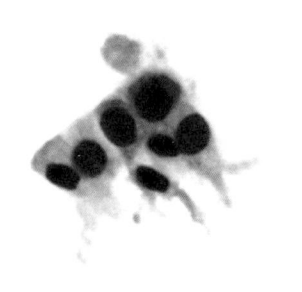

图 6.4 一簇平铺但松散的异型性导管细胞，伴有增大的细胞核和明显的核仁。（新柏氏 ®，巴氏染色）

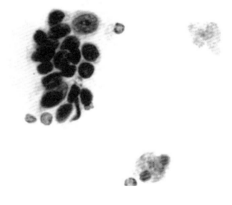

图 6.5　一些松散的呈三维立体结构的良性增生性导管细胞，伴有增大的泡状细胞核和明显的核仁。（巴氏染色，⑩）

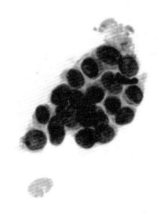

图 6.6　一些松散的呈三维立体结构的良性增生性导管细胞，没有肌上皮细胞。小核染色质与水核中的小核仁原位模糊区。（巴氏染色，⑩）

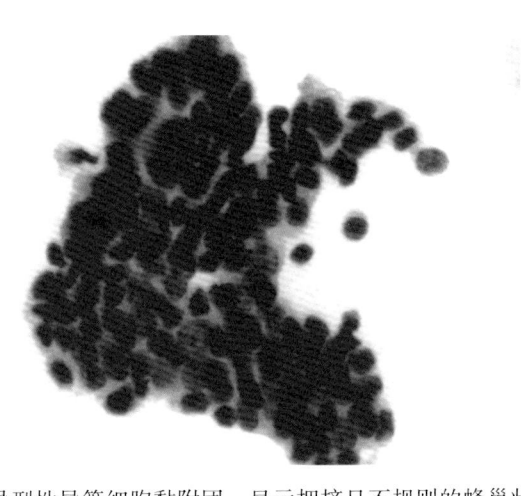

图 6.7 一簇异型性导管细胞黏附团，显示拥挤且不规则的蜂巢状排列，增大的细胞核和显著的核仁。（新柏氏 ®, 巴氏染色）

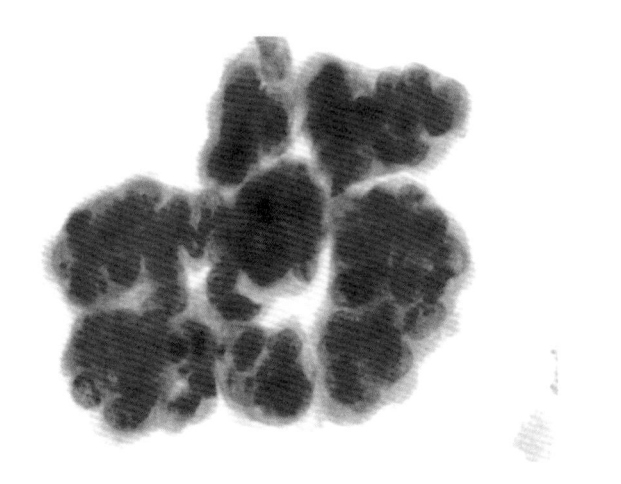

图 6.8 呈显著异型性增生的导管细胞乳头簇，伴有核增大、核深染、和明显的核仁。（新柏氏 ®，巴氏染色）

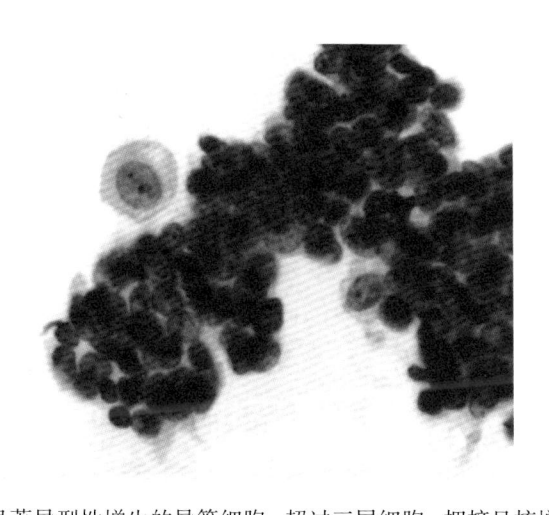

图 6.9　一簇呈显著异型性增生的导管细胞，超过三层细胞，拥挤且核增大、核深染且伴有核仁。（新柏氏 ®，巴氏染色）

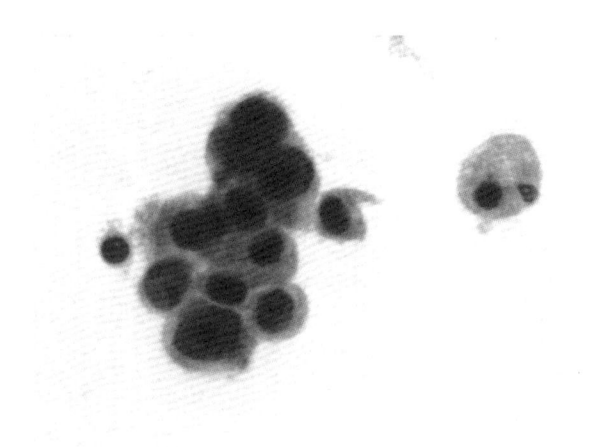

图 6.10　一簇呈显著异型性增生的导管细胞排列松散且伴有大汗腺化生。可见核大小不一，核深染及核型不规则。（新柏氏 ®, 巴氏染色）

Ljung 及其同事提出了轻度异型性的诊断标准。其代表了一个谱系，包括普通型导管增生和异型性导管增生的细胞学改变。与之对应，"明显异型性"对应的谱系包括从导管异型性增生到导管原位癌的细胞学改变。然而支持这种观点所必要的临床随访研究信息还没有（或不一致）。

作为一项应用于临床的技术，不同观察者在对 DL 样本作出及时诊断的可重复性是必需的。有报道同一实验室的两个观察者对核大小、核变形、核仁、核分裂和坏死的特点作出了高度一致性（kappa>0.70）的诊断。在另一项研究中，来自不同实验室的三个观察者之间的诊断达到了大致良好的一致性（kappas 0.6、0.5 和 0.48），其中轻度异型性的重复性最差。Johnson-Maddux 及其同事的报道中，用 DL 样本诊断轻度异型性的患者在相隔 6 个月之后作出相同诊断的概率很低，他们提出假设，即认为轻度异型性可能与上皮增生无关，而与激素水平关系更密切。

从因癌症而行乳腺切除标本中获取的 DL 细胞学改变，其能与匹配的切除标本的组织学相对应。在一项研究中，（提到）经微导管注射染料的方法来确认经 DL 取样过的导管。（在这项研究中）确认了 6 例（导管或小叶）原位癌累及导管，而组织切片在 7 个病例中发现了导管或小叶的原位癌。这些发现表明 DL 取到了大约 80% 的累及导管的原位癌或乳腺内接近导管的癌。尽管如此，DL 对于乳腺癌的检测来说敏感性仍然比较低，即使取样为良性也不能除外恶性（结果）。Khan 等人得出了相类似的结果，并指导管原位癌（如果）发生在与乳头相关的部位，则会影响 DL 液对其异型性细胞的检测能力。（在上述）两个研究中，在一些乳腺癌病例中，由于浸润性癌可以挤压导管使之变形、扭曲，从而使 DL 的检测结果受到影响。

小叶原位癌是一种与乳腺癌危险性高度相关的乳腺上皮病变；在一项相关性研究中，在 3 例乳腺切除的标本中（乳腺小叶癌的组织学）显示出唯一的形态学改变。两个相应的 DL 标本显示出轻度的异型性，形态学特点符合小叶原位癌。在其中一个病例中，被小叶原位癌累及的导管及几个小叶由于注射了染料而被确认。这是迄今为止有记载的唯一用 DL（方法）取样小叶原位癌的例子。

由于对 DL 取样的细胞学进行解释有一些受限，在今后评价这类样本时可以结合一些其他的技术，比如甲基化特异性聚合酶链反应、杂合性丢失分析、染色体拷贝数的测定和蛋白质组学分析。

正在进行中的旨在探讨这种新方法的临床意义的研究，在本章进行了总结。进行"导管内部"的研究乳腺癌及其先驱病变能有助于深入了解疾病的生物学行为和提供相应的临床处理。细胞学在这个新方法的发展中起了决定性的作用，在今后的发展和应用中也势必会继续扮演关键的角色。

选择性阅读

1. Sartorius OW, Smith HS, Morris P, Benedict D, Friesen L: Cytologic evaluation of breast fluid in the detection of breast disease. J Natl Can-cer Inst 1977, 59:1073-1080.

2. Sauter ER, Ross E, Daly M, Klein-Szanto A, Engstrom PF, Sorling A, Malick J, Ehya H: Nipple aspirate fluid: a promising non-invasive method to identify cellular markers of breast cancer risk. Br J Cancer 1997, 76:494-501.

3. Krishnamurthy S, Sneige N, Ordonez NG, Hunt KK, Kuerer HM: Characterization of foam cells in nipple aspirate fluid. Diagn Cyto-pathol 2002, 27:261-264; discussion 265.

4. King BL, Crisi GM, Tsai SC, Haffty BG, Phillips RF, Rimm DL: Im-munocytochemical analysis of breast cells obtained by ductal lavage. Cancer 2002, 96:244-249.

5. Dooley WC, Ljung BM, Veronesi U, Cazzaniga M, Elledge RM, O'Shaughnessy JA, Kuerer HM, Hung DT, Khan SA, Phillips RF, Ganz PA, Euhus DM, Esserman LJ, Haffty BG, King BL, Kelley MC, Ander-son MM, Schmit PJ, Clark RR, Kass FC, Anderson BO, Troyan SL, Arias RD, Quiring JN, Love SM, Page DL, King EB: Ductal lavage for detection of cellular atypia in women at high risk for breast cancer. J Natl Cancer Inst 2001, 93:1624-1632.

6. King EB, Barrett D, King MC, Petrakis NL: Cellular composition of the nipple aspirate specimen of breast fluid. I. The benign cells. Am J Clin Pathol 1975, 64:728-738.

7. King EB, Barrett D, Petrakis NL: Cellular composition of the nipple aspirate specimen of breast fluid. II. Abnormal findings. Am J Clin Pathol 1975, 64:739-748.

8. King EB, Chew KL, Petrakis NL, Ernster VL: Nipple aspirate cytology for the study of breast cancer precursors. J Natl Cancer Inst 1983, 71:1115-1121.

9. Wrensch MR, Petrakis NL, King EB, Miike R, Mason L, Chew KL, Lee MM, Ernster VL, Hilton JF, Schweitzer R, et al.: Breast cancer in-cidence in women with abnormal cytology in nipple aspirates of breast fluid. Am J Epidemiol 1992, 135:130-141.

10. The uniform approach to breast fine-needle aspiration biopsy. National Cancer Institute Fine-Needle Aspiration of Breast Workshop Subcommittees. Diagn Cytopathol 1997, 16:295-311.

11. Krassenstein R, Sauter E, Dulaimi E, Battagli C, Ehya H, Klein-Szanto A, Cairns P: Detection of breast cancer in nipple aspirate fluid by CpG island hypermethylation. Clin Cancer Res 2004, 10:28-32.

12. Zhu W, Qin W, Ehya H, Lininger J, Sauter E: Microsatellite changes in nipple aspirate fluid and breast tissue from women with breast carcino-ma or its precursors. Clin Cancer Res 2003, 9:3029-3033.

13. Brogi E, Robson M, Panageas KS, Casadio C, Ljung BM, Montgomery L:

Ductal lavage in patients undergoing mastectomy for mammary carcinoma: a correlative study. Cancer 2003, 98:2170-2176.

14．Sauter ER, Ehya H, Schlatter L, MacGibbon B: Ductoscopic cytology to detect breast cancer. Cancer J 2004, 10:33-41; discussion 15-36.

15．Brogi E, Miller MJ, Casadio C, Ljung B-M, Montgomery L: Paired ductal lavage and fine needle aspiration specimens from patients with breast carcinoma. Diagn Cytopathol 2005;33:370-75.

16．Ljung BM, Chew KL, Moore DH, 2nd, King EB: Cytology of ductal lavage fluid of the breast. Diagn Cytopathol 2004, 30:143-150.

17．Johnson-Maddux A, Ashfaq R, Cler L, Naftalis E, Leitch AM, Hoover S, Euhus DM: Reproducibility of cytologic atypia in repeat nipple duct lavage. Cancer 2005, 103:1129-1136.

18．Khan SA, Wiley EL, Rodriguez N, Baird C, Ramakrishnan R, Nayar R, Bryk M, Bethke KB, Staradub VL, Wolfman J, Rademaker A, Ljung BM, Morrow M: Ductal lavage findings in women with known breast cancer undergoing mastectomy. J Natl Cancer Inst 2004, 96:1510-1517.

（杜　俊译　王　鹏校）